인지력 향상을 위한

# 뇌건강 활동지 1

# 머리말

고령화가 점차 증가하는 추세인 우리나라는 통계청에 자료에 의하면 알츠하이머형 치매가 71.3%에 달하며 혈관성 치매는 16.9%, 그리고 기타 치매는 11.8%인 것으로 나타났다. 그중에서도 65세 이상 노인인구의 25%가 넘는 것으로 밝혀져, 향후 치매 환자의 급증에 따른 심각한 사회문제가 예상되고 있다.
치매란 대뇌 신경세포의 손상 따위로 말미암아 단기 · 장기 기억력, 사고력, 지남력, 이해력, 언어력, 계산능력, 학습능력, 인지기능과 고등정신기능 등이 지속적 · 본질적으로 상실되는 병을 말한다. 치매는 한 가지가 아니라 여러 가지 원인으로 발병된 최종적인 결과나 상태를 말한다. 치매의 원인이 되는 질환으로는 내과, 신경과 및 정신과 질환 등 70여 종류가 있는 것으로 알려져 있다.

치매는 노인인구 가운데 높은 유병률(노인 인구 100명당 환자 수의 비율)을 보이고 있는 무서운 질병이므로 예방과 치료를 빨리 해야 한다. 치매에 걸리면 치매 노인뿐만 아니라 치매환자를 부양하고 있는 가족까지 황폐화시키는 무서운 질병이다. 최근 출생률 저하와 평균수명 증가 등으로 고령화 사회가 빠르게 진행됨으로써 노인 치매는 사회문제로 대두되고 있다. 특히 주로 가정에서 담당했던 치매 노인 부양이 핵가족화로 인해 점차 공공부문으로 이전되고 있다. 따라서 치매 노인에 대한 적극적인 대책이 국가적으로 중요한 정책과제로 부상하고 있다.

치매를 예방하기 위해서는 꾸준히 뇌를 자극할 수 있는 다양한 프로그램을 습관적으로 해야 한다. 이 활동지는 치매를 예방하기 위하여 10가지의 능력을 회복시키거나 강화시키려는 목적으로 만들어진 활동지이다.

2022년 4월

# 인지력 향상을 위한 뇌건강 활동지의 활용 안내

치매예방을 위해서는 생활습관부터 바꿔야 한다. 일상생활에서 하는 습관적 행동 하나하나가 치매의 원인일 가능성이 높기 때문이다. 몸을 많이 움직이고 뇌를 활발하게 하는 사람들이 치매에 걸리지 않을 뿐 아니라 건강하고 행복한 노후를 보낸다는 연구 결과들에서도 그 사실을 확인할 수 있다.

인지력 향상과 치매예방을 위한 '뇌건강 활동지'는 생활습관에 초점을 맞추고 매일매일 프로그램을 따라함으로써 습관이 몸에 배이도록 체계적으로 설계되어 있다. 그리고 프로그램을 매일 체크해 부족한 점을 다시 실행할 수 있도록 되어 있다.

쉽게 따라할 수 있는 박수치기는 뇌를 활성화시키는 동작이지만 몸에도 좋은 운동 중 하나이다. 손가락 끝과 손바닥을 만져주는 것만으로도 뇌를 건강하게 해주는 동작이다.

인지훈련 프로그램은 난이도에 따라 1단계부터 3단계까지 학습자의 상황에 따라 적용할 수 있다.

- 활동지는 주 단위로 나누어 지남력, 집중력, 지각력, 기억력, 언어력, 판단력, 시공간력, 계산능력, 활동능력, 일기쓰기 등으로 구성되어 있다.
- 활동지의 효과적 활용을 위해 지도자가 학습자에게 활동지를 해결하는 방법과 마감시간을 알려주어야 한다.
- 일기쓰기는 양식에 맞춰 매일 쓰도록 지도한다.
- 활동지를 해결한 후에는 학습자에게 소감을 물어보고 다음 학습을 예고한다.
- 치매를 예방하는 매일매일 생활습관 체크리스트에서 다루는 '치매예방체조'와 2권의 '노인 건강을 위한 하체근력 운동', 3권의 '쉽게 할 수 있는 일상 속 8가지 근육운동'은 장일상 외의 《치매예방을 위한 인지활동 프로그램》(서현사, 2019) 298~313쪽을 참고하였다.

## ◎ 치매를 예방하는 매일매일 생활습관 체크리스트

| | 생활습관 | 1 | 2 | 3 | 4 | 5 | 6 | 7 | 8 | 9 | 10 |
|---|---|---|---|---|---|---|---|---|---|---|---|
| 건강한 신체 | 제자리걷기를 20분 하셨나요? | | | | | | | | | | |
| | 큰 소리로 '하하하호호호' 웃으며 박수치기를 120번 하셨나요? | | | | | | | | | | |
| | TV를 보면서 발끝 부딪치기를 36회 이상 하셨나요? | | | | | | | | | | |
| | 근력운동을 따라하셨나요? | | | | | | | | | | |
| | 몸을 풀어주는 스트레칭은 충분히 하셨나요? | | | | | | | | | | |
| | 치매예방체조를 처음부터 끝까지 하셨나요? | | | | | | | | | | |
| | 청결을 위해 샤워나 목욕을 하셨나요? | | | | | | | | | | |
| | 침구나 집안청소, 주변정리를 하셨나요? | | | | | | | | | | |
| 풍부한 영양 | 세끼 식사는 하셨나요? | | | | | | | | | | |
| | 고기나 콩 같은 단백질 식품을 드셨나요? | | | | | | | | | | |
| | 호두나 잣 같은 견과류를 드셨나요? | | | | | | | | | | |
| | 뼈를 건강하게 하는 칼슘을 섭취하셨나요? | | | | | | | | | | |
| | 피를 맑게 하는 야채도 드셨나요? | | | | | | | | | | |
| | 비타민이 풍부한 과일을 드셨나요? | | | | | | | | | | |
| | 천천히 오랫동안 씹으면서 드셨나요? | | | | | | | | | | |
| | 과식하지 않고 알맞은 양을 드셨나요? | | | | | | | | | | |
| 즐거운 여가 | 취미활동(바둑, 장기, 뜨개질 등)을 하셨나요? | | | | | | | | | | |
| | 친구랑 얘기를 나누며 산책을 하셨나요? | | | | | | | | | | |
| | 그림그리기, 색칠하기를 하셨나요? | | | | | | | | | | |
| | 노래 따라 부르기를 하셨나요? | | | | | | | | | | |
| | 교회나 성당, 절에서 종교 활동을 하셨나요? | | | | | | | | | | |
| | 신문이나 책을 읽으셨나요? | | | | | | | | | | |
| | 노인정, 복지관 등에서 친구를 만나셨나요? | | | | | | | | | | |
| | 하루를 뒤돌아보는 일기쓰기를 하셨나요? | | | | | | | | | | |
| 나의 계획 | | | | | | | | | | | |
| | | | | | | | | | | | |

잘지켰습니다 보통 못지켰습니다

| 11 | 12 | 13 | 14 | 15 | 16 | 17 | 18 | 19 | 20 | 21 | 22 | 23 | 24 | 25 | 26 | 27 | 28 | 29 | 30 | 31 |
|---|---|---|---|---|---|---|---|---|---|---|---|---|---|---|---|---|---|---|---|---|

# 목차

# ◎ 뇌를 자극하고 치매도 예방하는 박수치기

손은 우리 몸의 여러 신체기관과 연결되어 있기 때문에 손으로 박수를 치면 연관된 신체기관을 자극함으로써 건강을 유지할 수 있고 치매예방에도 많은 도움을 줍니다. 다음의 박수의 종류에 맞춰 하루에 1분씩 박수를 쳐 보세요.

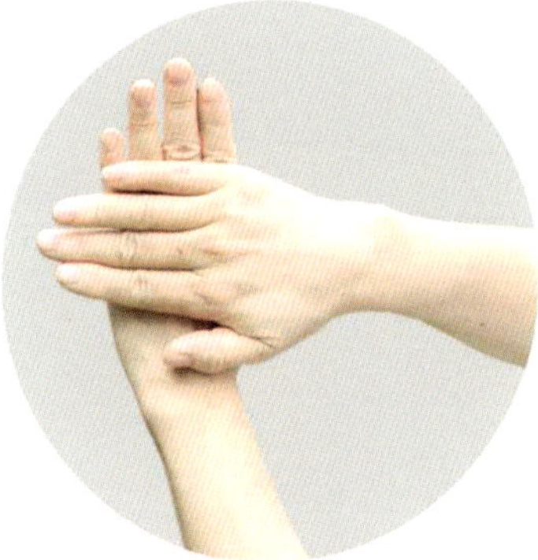

손등박수

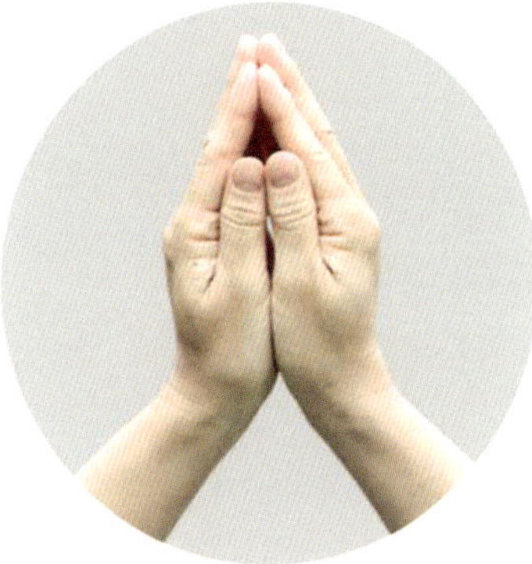

고구마박수

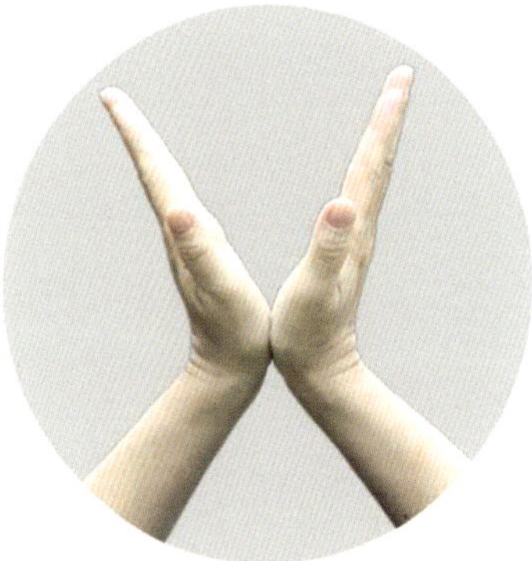

손목박수

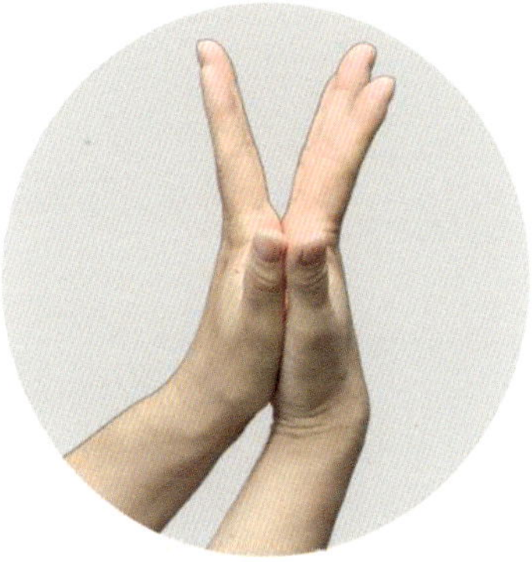

손바닥박수

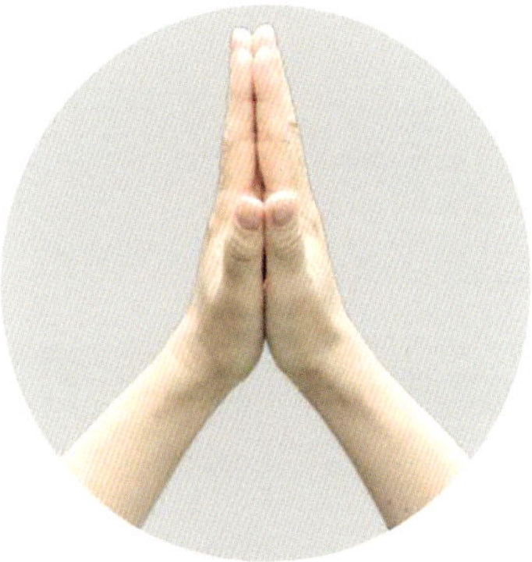

손뼉박수

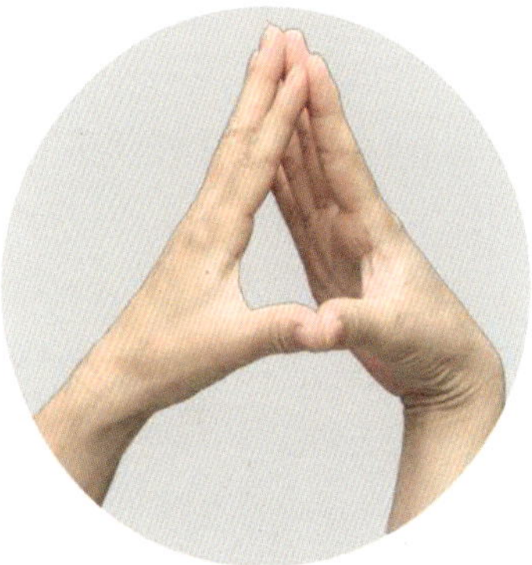

손가락끝박수

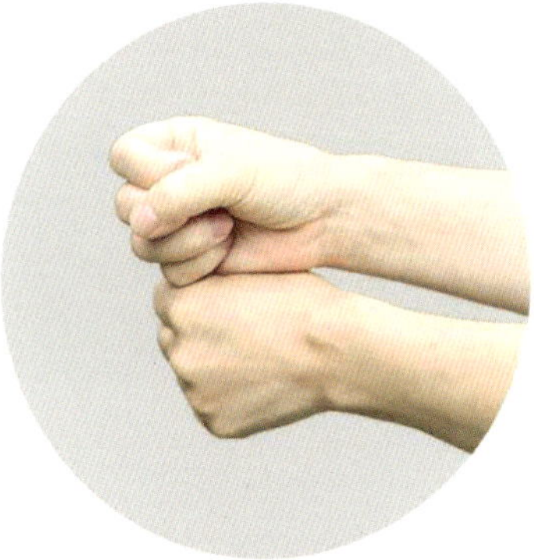

주먹상하박수

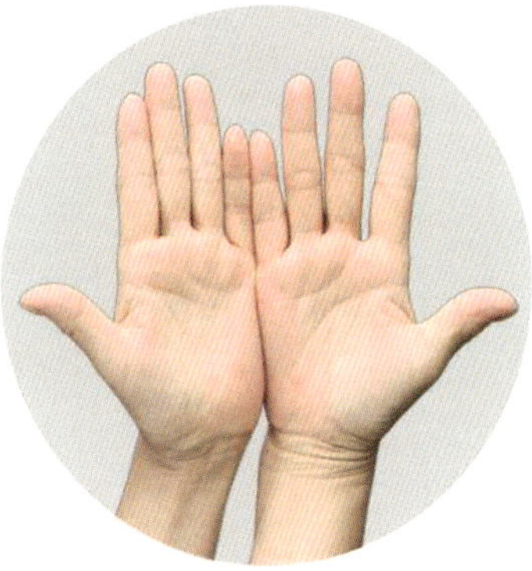

새끼손 5지 박수

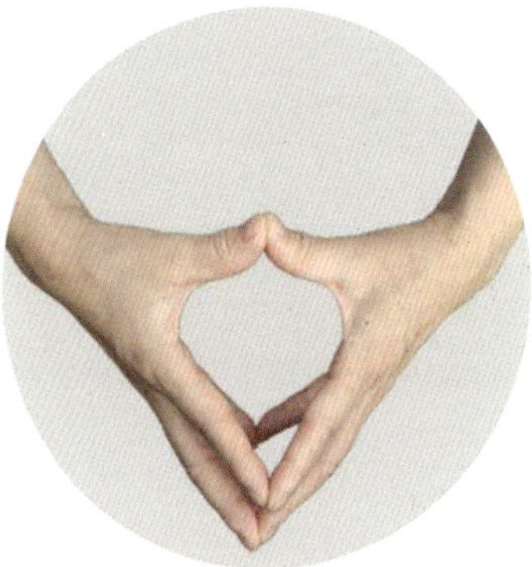

하트박수

## 1·1 지남력

따뜻한 봄날, 우리가 흔히 볼 수 있는 예쁜 꽃들입니다. 아래의 질문을 읽고 답을 적어보세요.

1. 꽃이 피는 계절은 언제인가요?

2. 지금은 낮인가요? 밤인가요?

3. 꽃 이름은 무엇인지 적어보세요.

4. 꽃 이름을 초성으로 읽으면 두번째의 꽃 이름은 무엇인가요?

5. 꽃색을 '가나다' 순으로 적어보세요.

6. 꽃잎의 크기를 대·중·소로 나눠보세요.

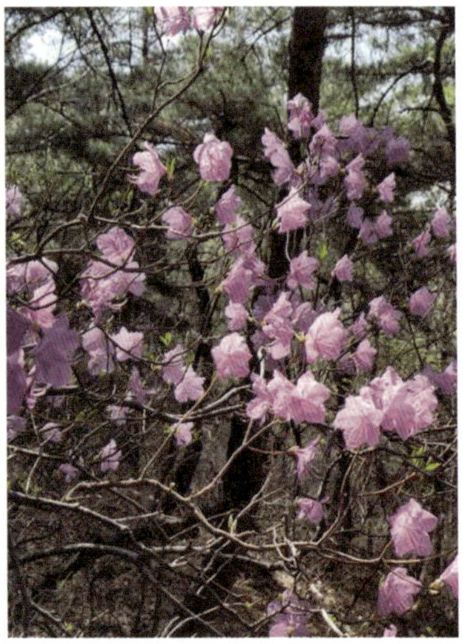

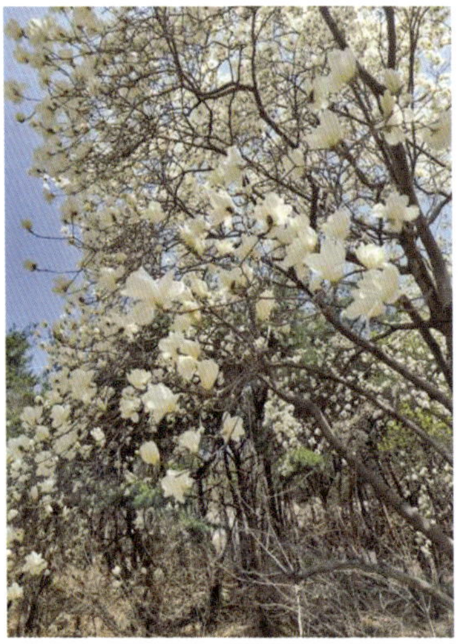

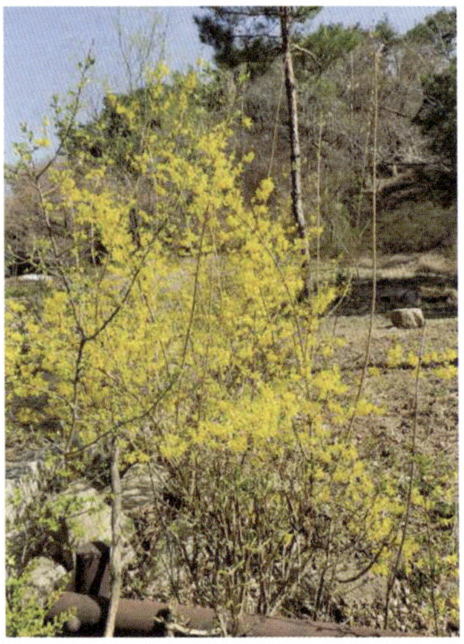

## 1•2 집중력

1. 귀여운 아이의 웃는 얼굴입니다. 그림 중에 다른 모양이 있는데 찾아서 표시를 해보세요.

2. 아이의 얼굴은 모두 몇 개일까요?

3. 세 개씩 묶어보세요.

## 1·3 지각력

색깔별로 여러 개의 글자가 겹쳐져 있습니다. 글자를 찾아 읽고 같은 색으로 글자를 쓰면서 단어를 완성해보세요.

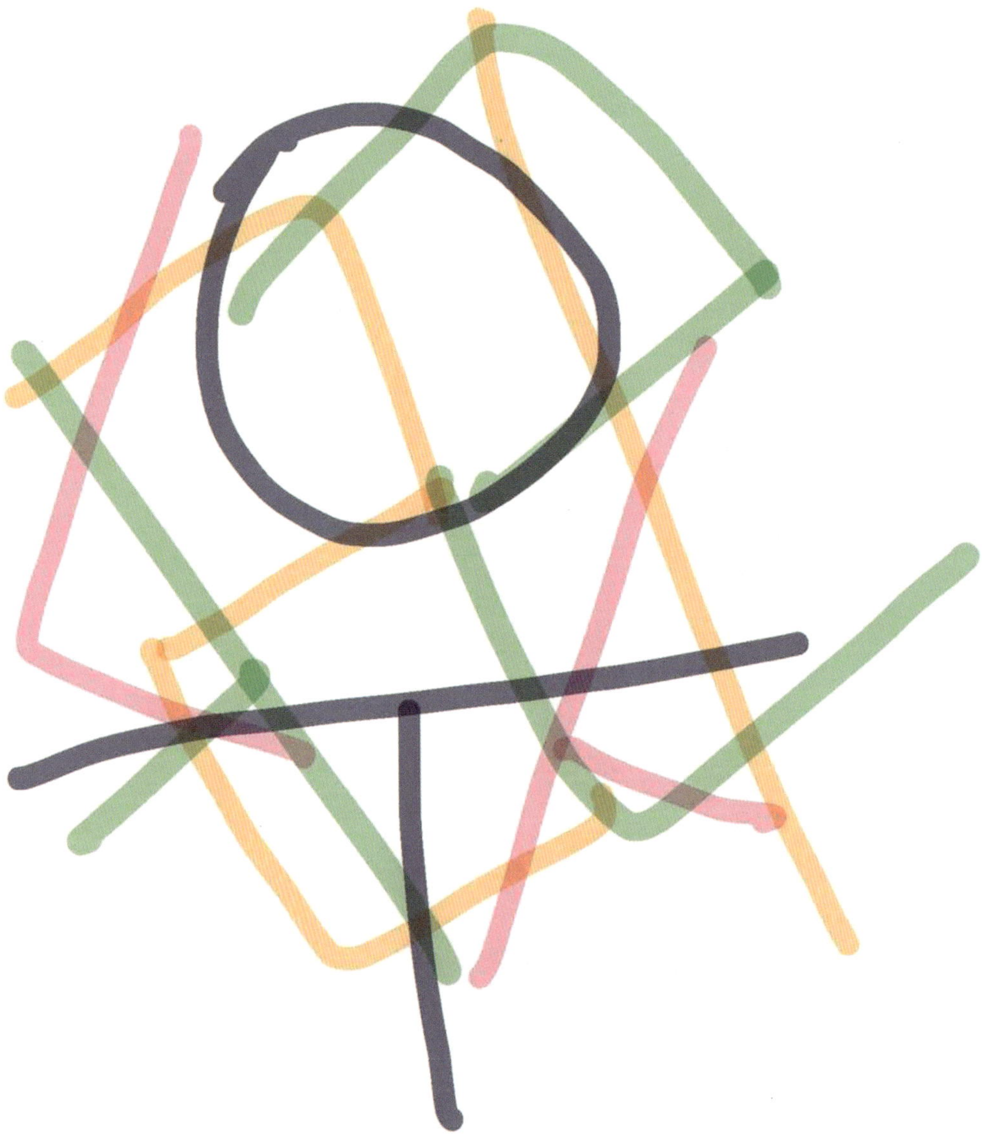

▶ 정답

## 1·4 기억력

1. 동물의 이름을 적어보세요.
2. 동물의 특징을 적어보세요.

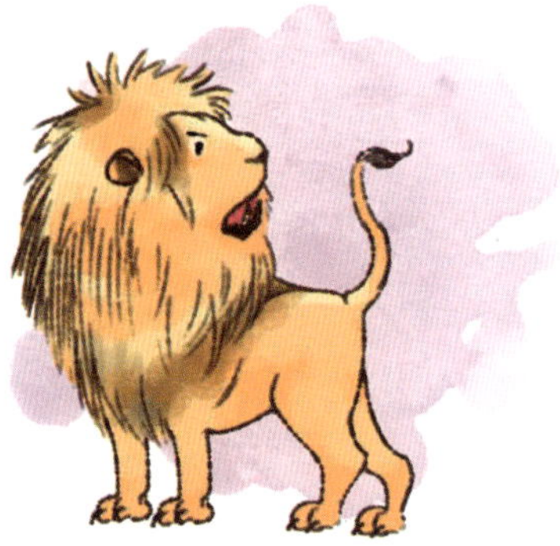

▶ 이름 :

▶ 특징 :

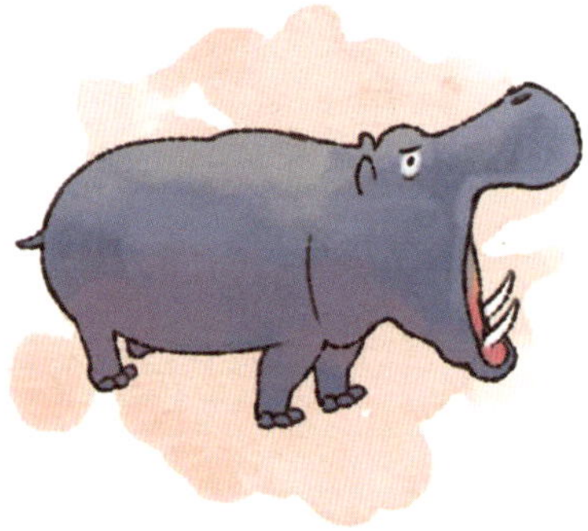

▶ 이름 :

▶ 특징 :

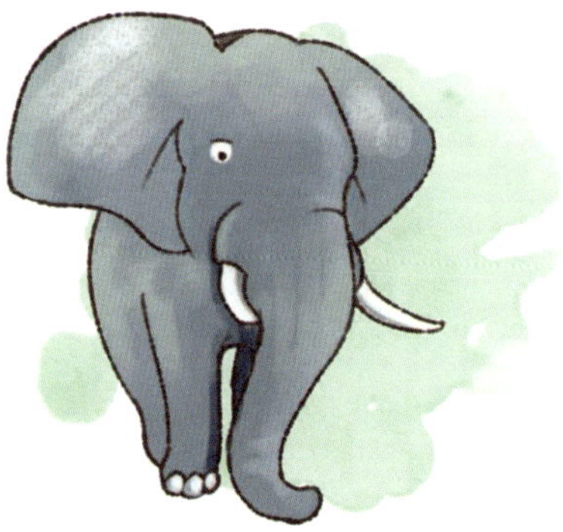

▶ 이름 :

▶ 특징 :

3. 활동지를 덮고 어떤 동물이 있었는지 말해보세요.
4. 다 자란 동물의 크기를 순서대로 적어보세요.

| ❶ | ❷ | ❸ |
|---|---|---|

## 1•5 언어력

1. 다음의 글자 중에서 첫 글자가 'ㄱ(기역)' 으로 시작하는 단어를 찾아보세요.
   (예: 국어사전, 강변마을)

▶정답

김밥천국 비행접시 조심조심 강변마을

안전제일 외할머니 구멍가게 계산능력

치매예방 친구사이 국어사전 생선조림

2. 받침이 'ㅇ(이응)' 으로 끝나는 단어를 찾아보세요.

▶정답

3. 다음 그림을 보고 어떤 속담 상황인지 말해보세요.

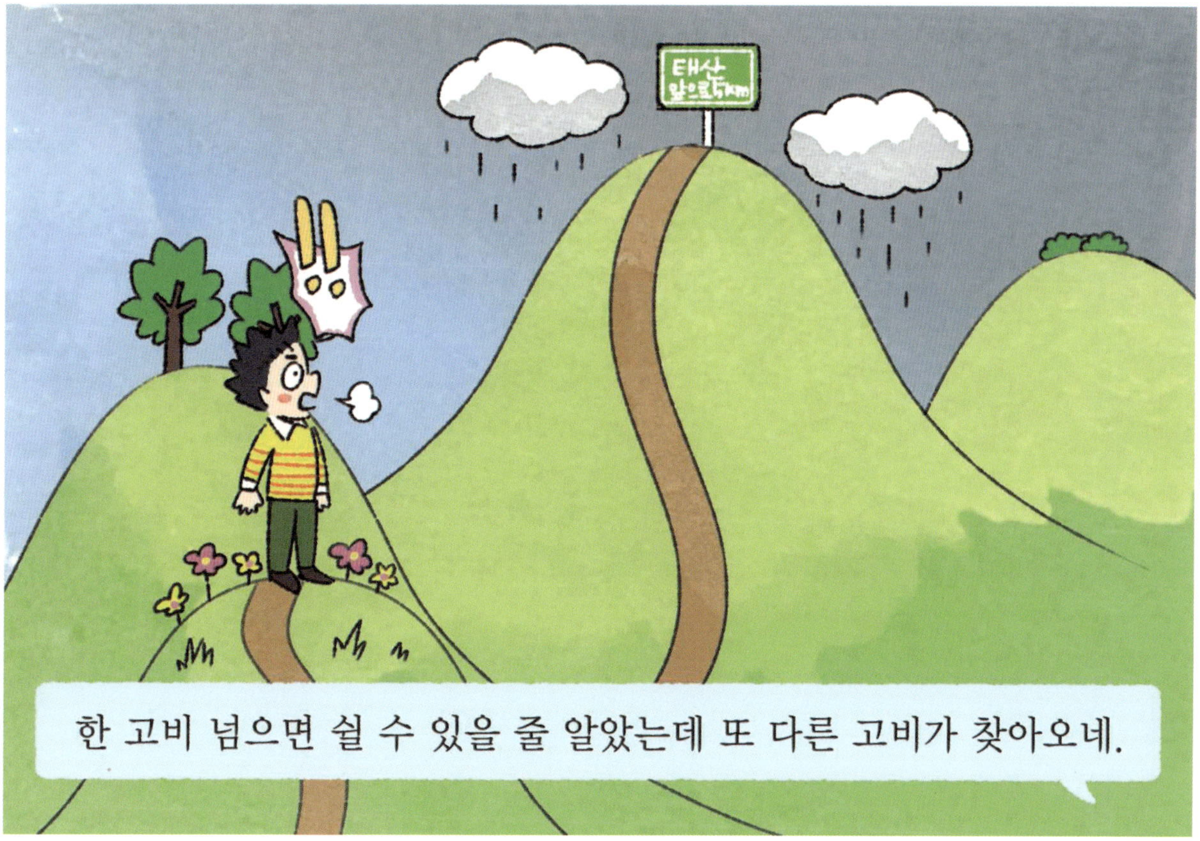
태산
앞으로 5km
한 고비 넘으면 쉴 수 있을 줄 알았는데 또 다른 고비가 찾아오네.

4. 테두리 선을 벗어나지 않도록 속담을 적어보세요.

갈수록 태산 산 넘어 산

갈수록 태산 산 넘어 산

갈수록 태산 산 넘어 산

갈수록 태산 산 넘어 산

갈수록 태산 산 넘어 산

년 월 일 요일 오늘 날씨

오늘 나의 기분을 체크하고 이유를 적어보세요. 기쁨 / 슬픔 / 편안함 / 불안함

이번 주에 있었던 기억에 남는 일을 한 가지 이상 떠올려보세요.

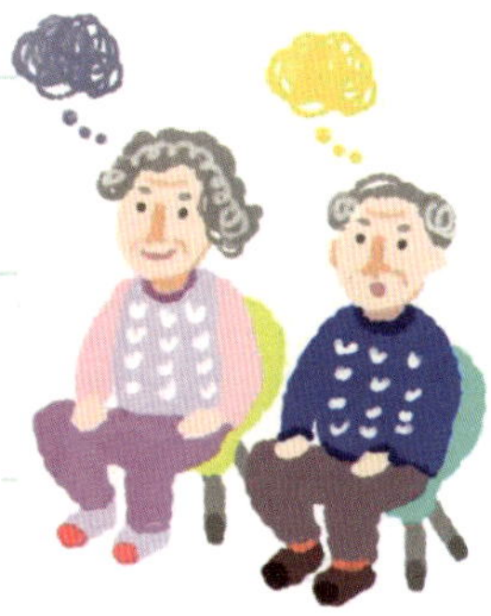

오늘 가장 많은 시간을 보낸 장소를 떠올려보세요.

오늘 제일 맛있었던 식사 메뉴를 떠올려보세요.

## 오늘 나의 하루를 정리해보세요

아침

점심

저녁

## 오늘의 일기

## 오늘 나의 건강 관리(색칠해주세요)

| | 부족 | | 충분 |
|---|---|---|---|
| 운동(걷기, 스트레칭 등) | | | |
| 먹거리(식이조절, 금주, 금연) | | | |
| 여가(사회활동, 취미생활) | | | |

내일 하고 싶은 것을 자유롭게 적어보세요.

## 1·6 판단력

다음의 그림은 어르신이 치매도 예방하고 몸에 좋은 무엇인가를 드시고 있습니다. 무엇을 드시고 건강을 위해 어떤 습관을 실천하고 있는지 말해보세요.

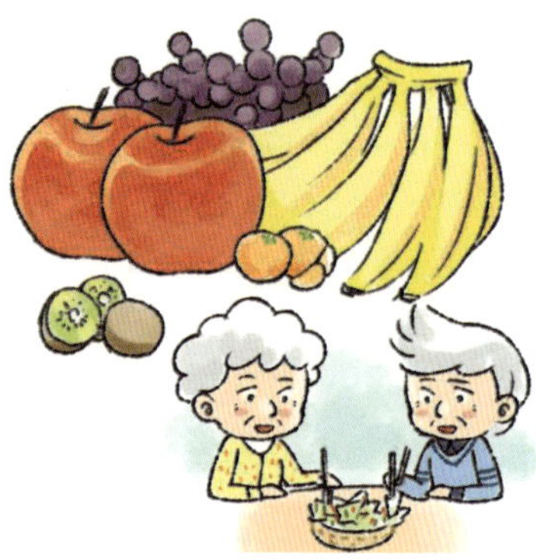

▶

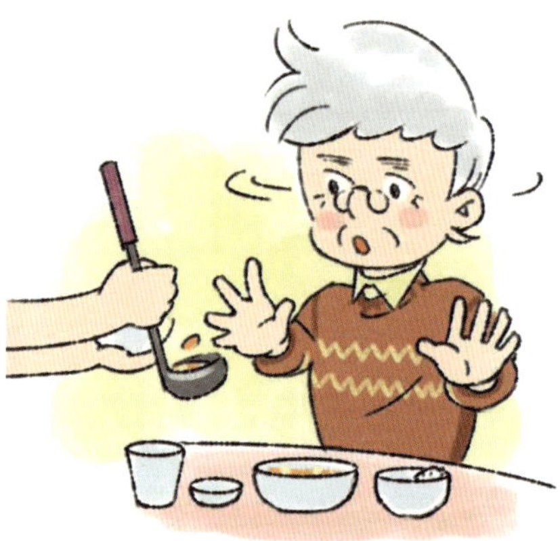

▶

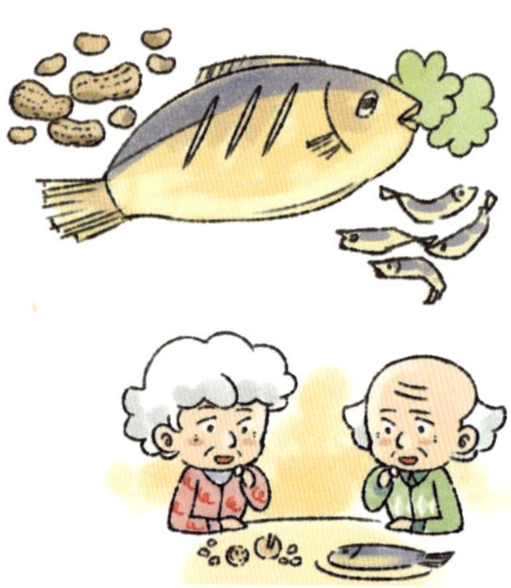

▶

## 1·7 시공간력

왼쪽의 모양과 같은 모양을 찾아보세요.

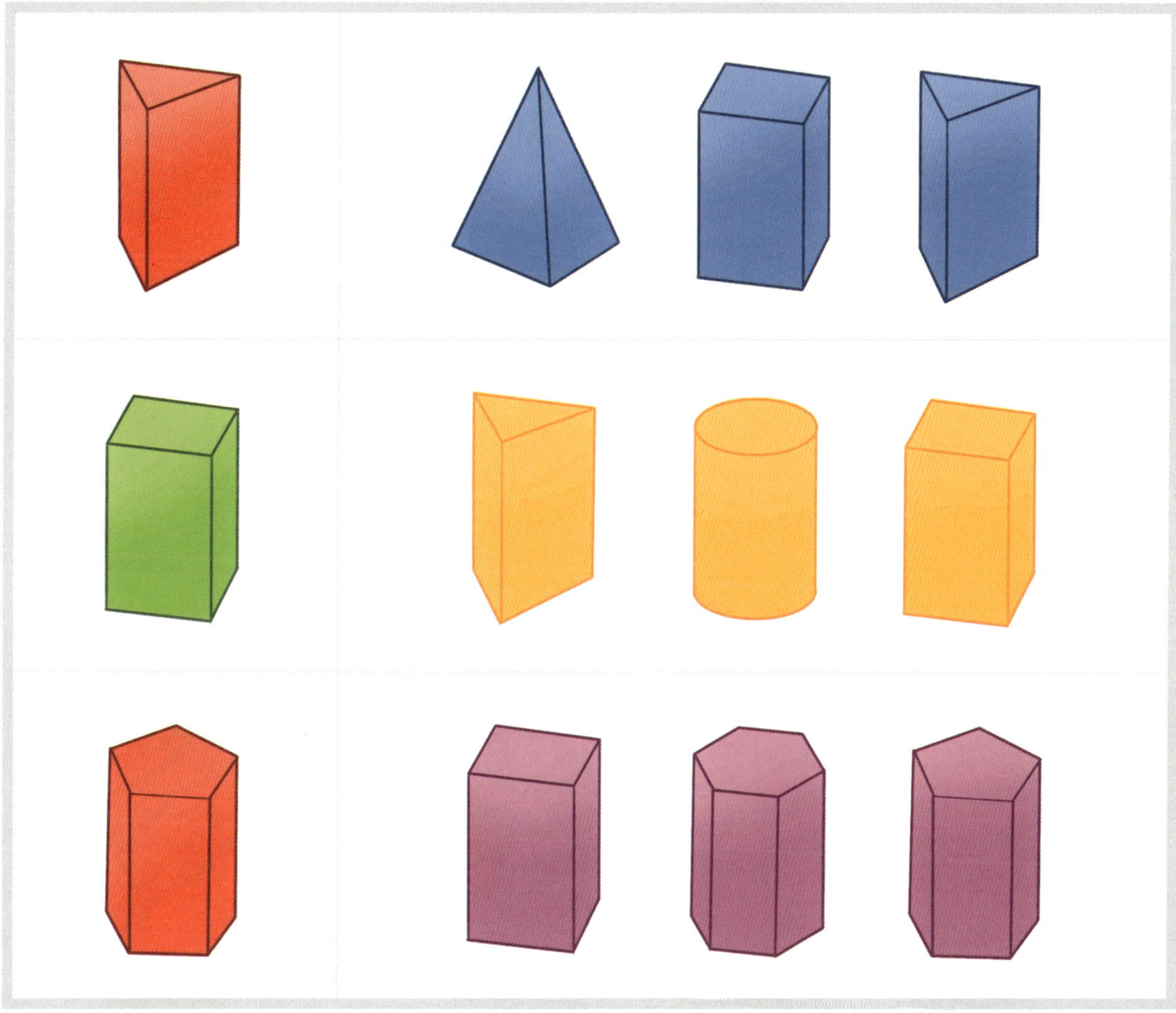

### 기억력

1. 앞의 11쪽을 펴고 동물그림을 10초간 보세요.
2. 각자 어제 저녁식사에서 맛있게 먹은 음식을 10초간 생각해보세요.
3. 11쪽에서 본 동물의 이름을 적어보세요.

❶ ❷ ❸

## 1•8 계산능력

1. 아래의 수를 더하여 위에 적어보세요.
빈칸을 채우면서 위로 올라가면 됩니다.

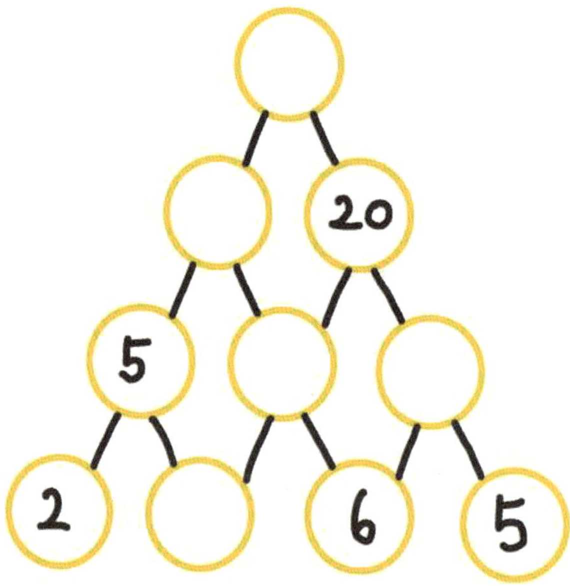


2. 위의 수에서 아래로 빼보세요.
빈칸을 채우면서 아래로 내려가면 됩니다.

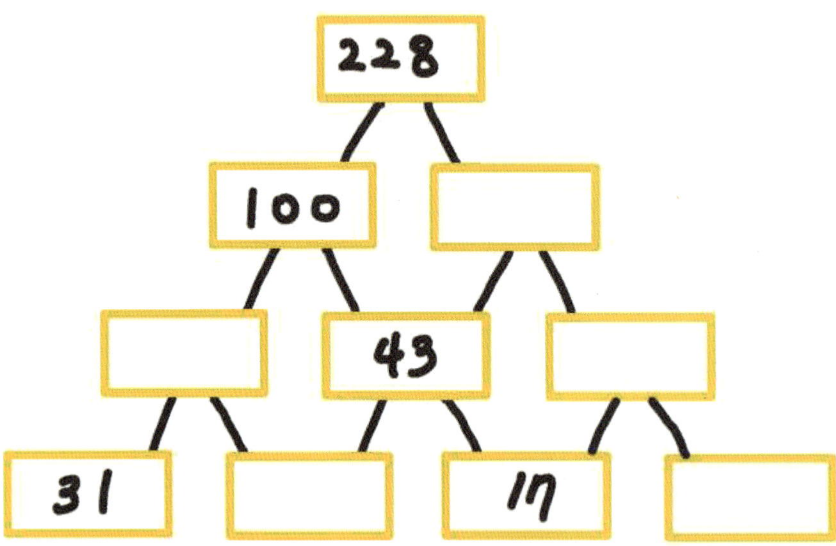

## 1·9 활동능력

만다라 문양의 그림을 보기 좋게 색칠해보세요.

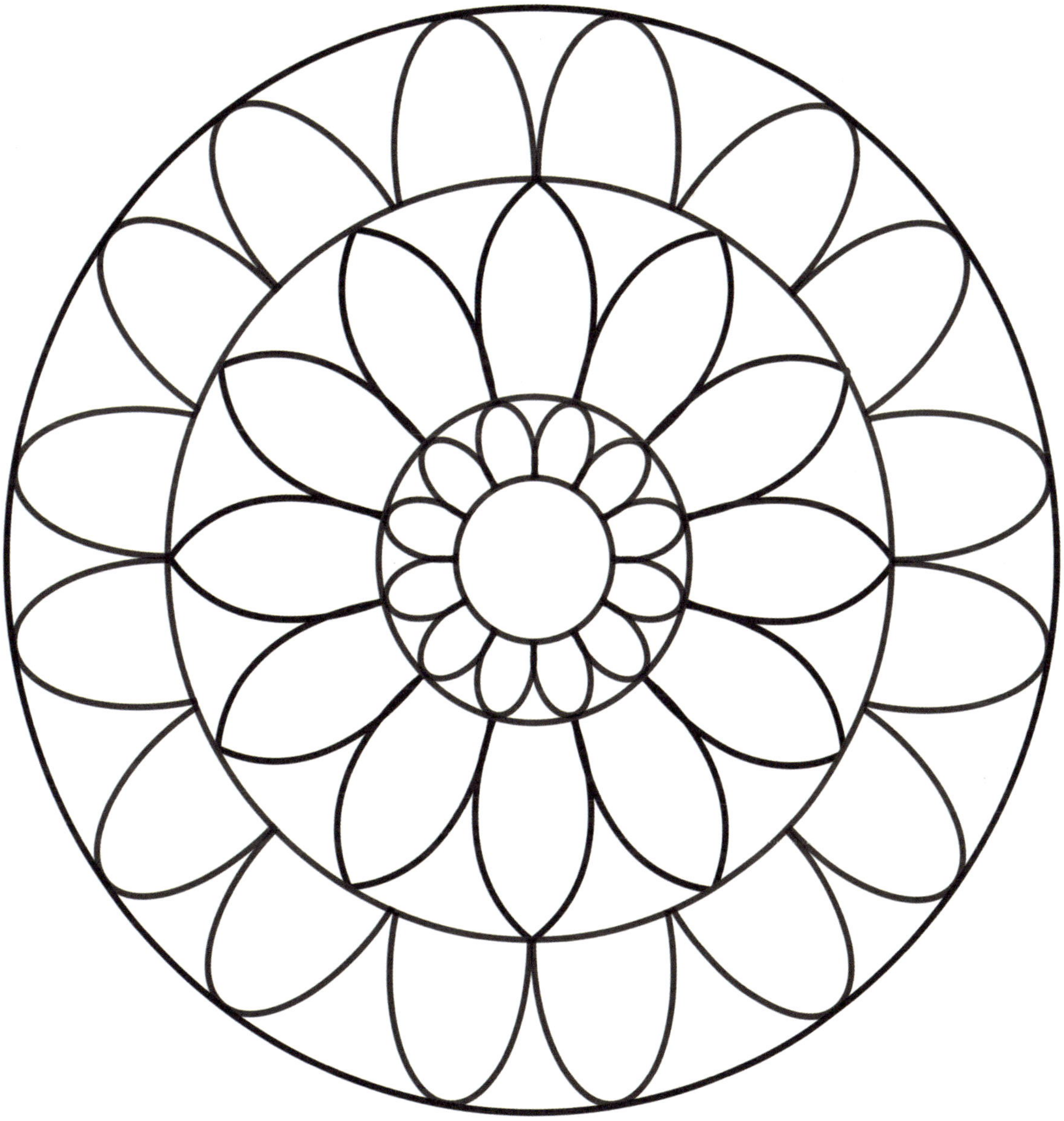

년 월 일 요일 오늘 날씨

오늘 나의 기분을 체크하고 이유를 적어보세요. 기쁨 / 슬픔 / 편안함 / 불안함

이번 주에 있었던 기억에 남는 일을 한 가지 이상 떠올려보세요.

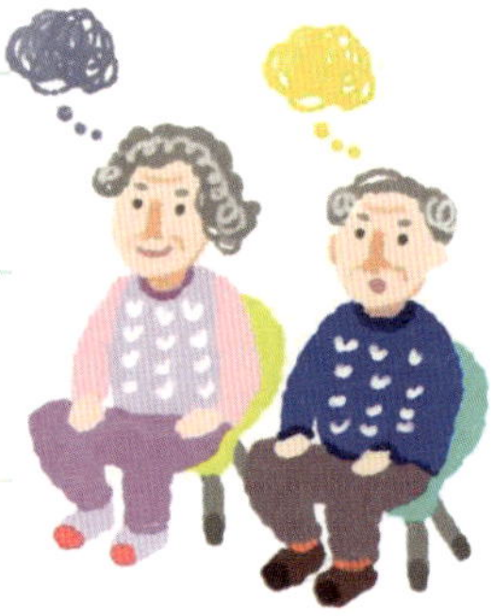

오늘 가장 많은 시간을 보낸 장소를 떠올려보세요.

오늘 제일 맛있었던 식사 메뉴를 떠올려보세요.

## 오늘 나의 하루를 정리해보세요

아침

점심

저녁

## 오늘의 일기

## 오늘 나의 건강 관리(색칠해주세요)

| | 부족 | | 충분 |
|---|---|---|---|
| 운동(걷기, 스트레칭 등) | | | |
| 먹거리(식이조절, 금주, 금연) | | | |
| 여가(사회활동, 취미생활) | | | |

내일 하고 싶은 것을 자유롭게 적어보세요.

## 2•1 지남력



가장 행복했던 순간의 얼굴 모습을 그려보세요.

## 2·2 집중력

포도나무에 달콤새큼하면서도 맛있는 포도송이가 달려 있습니다. 향이 아주 좋은 과일이죠.

1. 포도 알에 숫자를 적어보세요.

2. 포도 알이 모두 몇 개인가요?

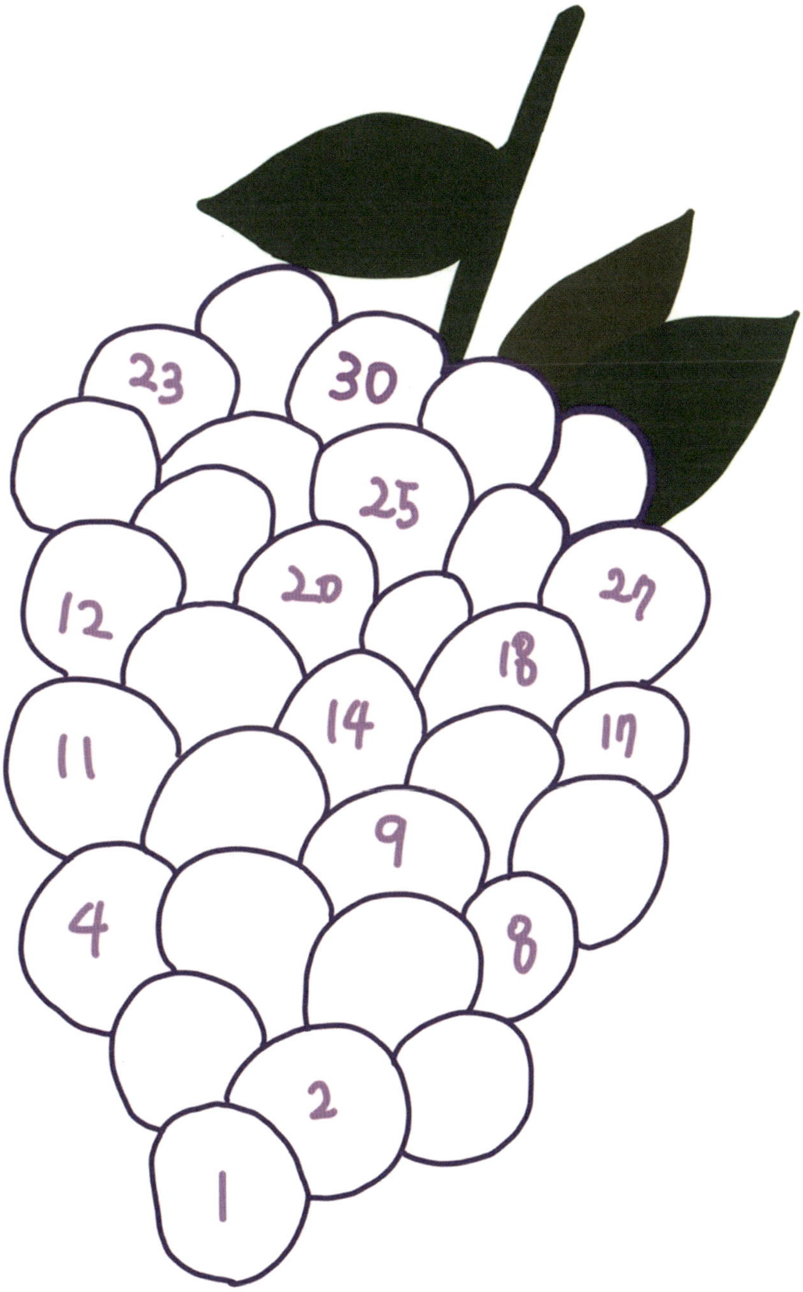

# 2•3 지각력

1. 다른 그림을 찾아보세요.
2. 그림의 이름은 무엇일까요?

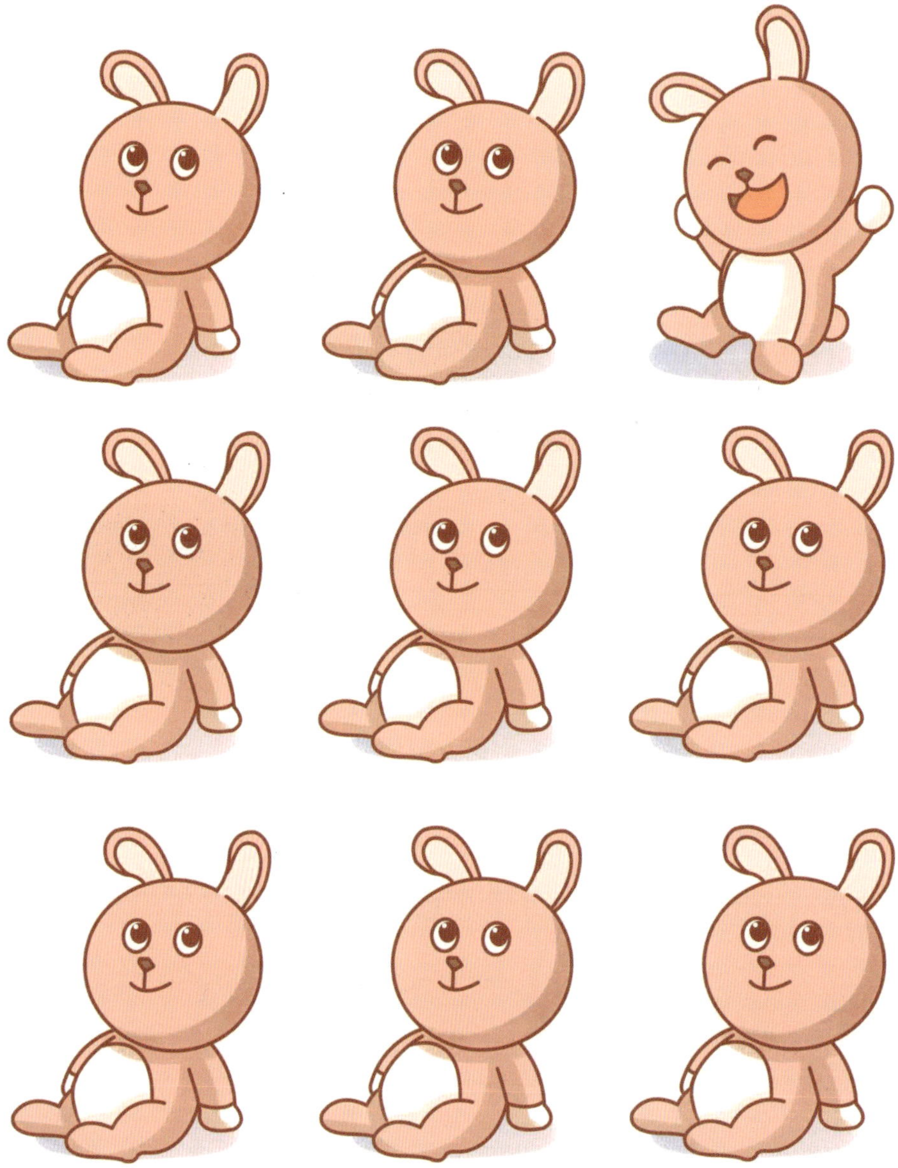

3. 모두 몇 마리인가요?
4. 세 마리씩 묶어보세요.
5. 모두 몇 묶음인가요?

## 2•4 기억력

1. 동물의 이름과 특징을 적어보세요.

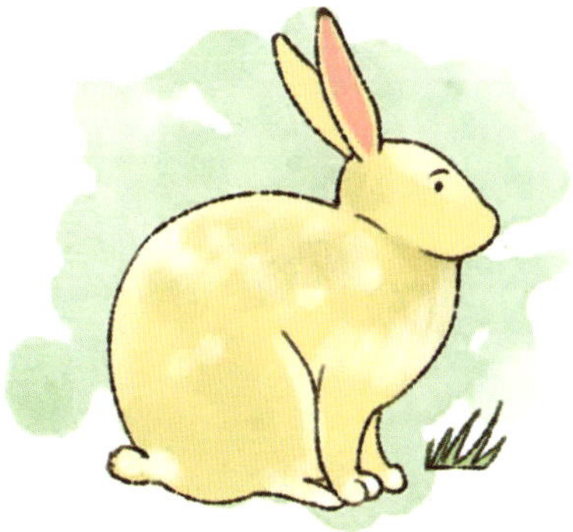

▶ 이름 :

▶ 특징 :

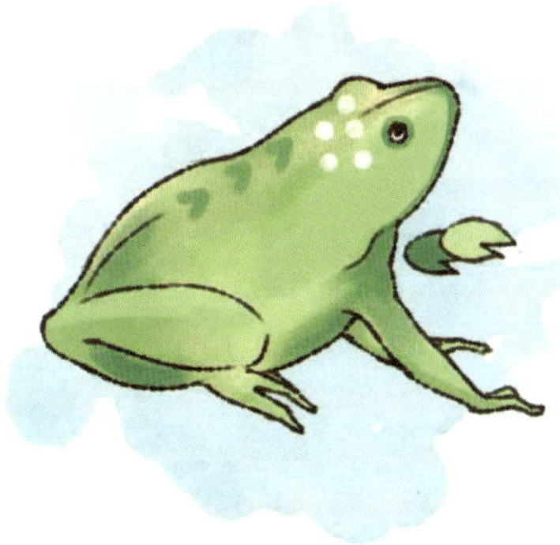

▶ 이름 :

▶ 특징 :

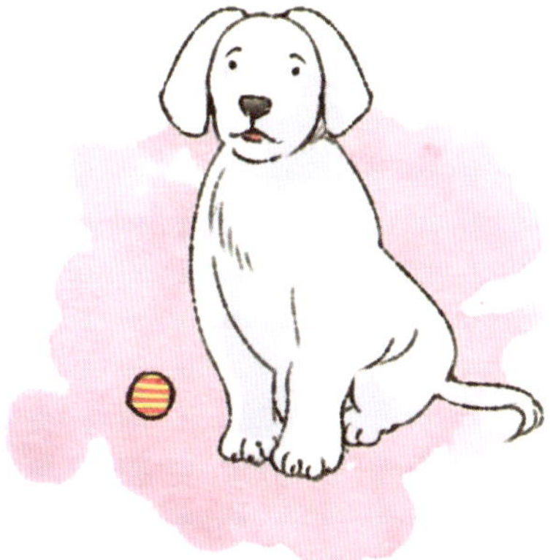

▶ 이름 :

▶ 특징 :

2. 활동지를 덮고 어떤 동물이 있었는지 말해보세요.

3. 꼬리가 긴 동물을 순서대로 적어보세요.

| ❶ | ❷ | ❸ |
| --- | --- | --- |

# 2-5 언어력

1. 그림의 낱말을 자음과 모음으로 나누어보세요.

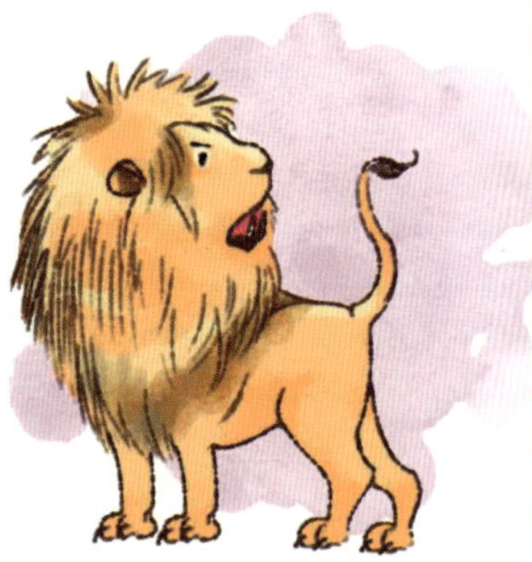

| 낱말 | | 자음 | | 모음 |
|---|---|---|---|---|
| 사 | = | ㅅ | + | ㅏ |
| 자 | = | | + | |

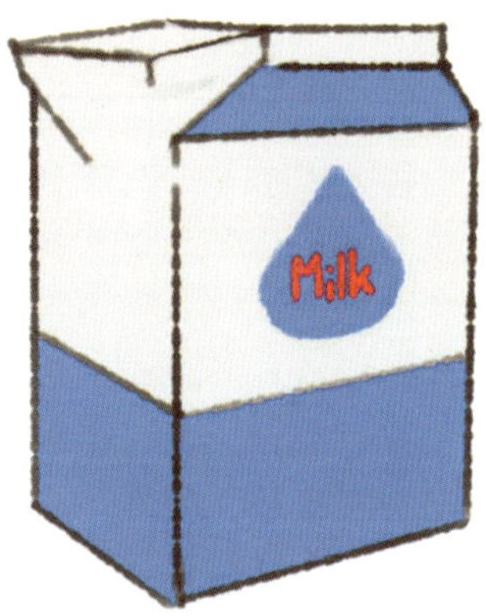


| 낱말 | | 자음 | | 모음 |
|---|---|---|---|---|
| 우 | = | | + | |
| 유 | = | | + | |

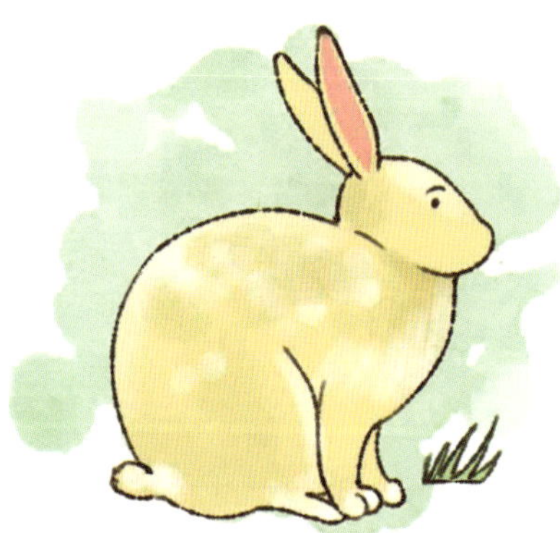

| 낱말 | | 자음 | | 모음 |
|---|---|---|---|---|
| 토 | = | | + | |
| 끼 | = | | + | |

2. 다음 그림을 보고 어떤 속담 상황인지 말해보세요.

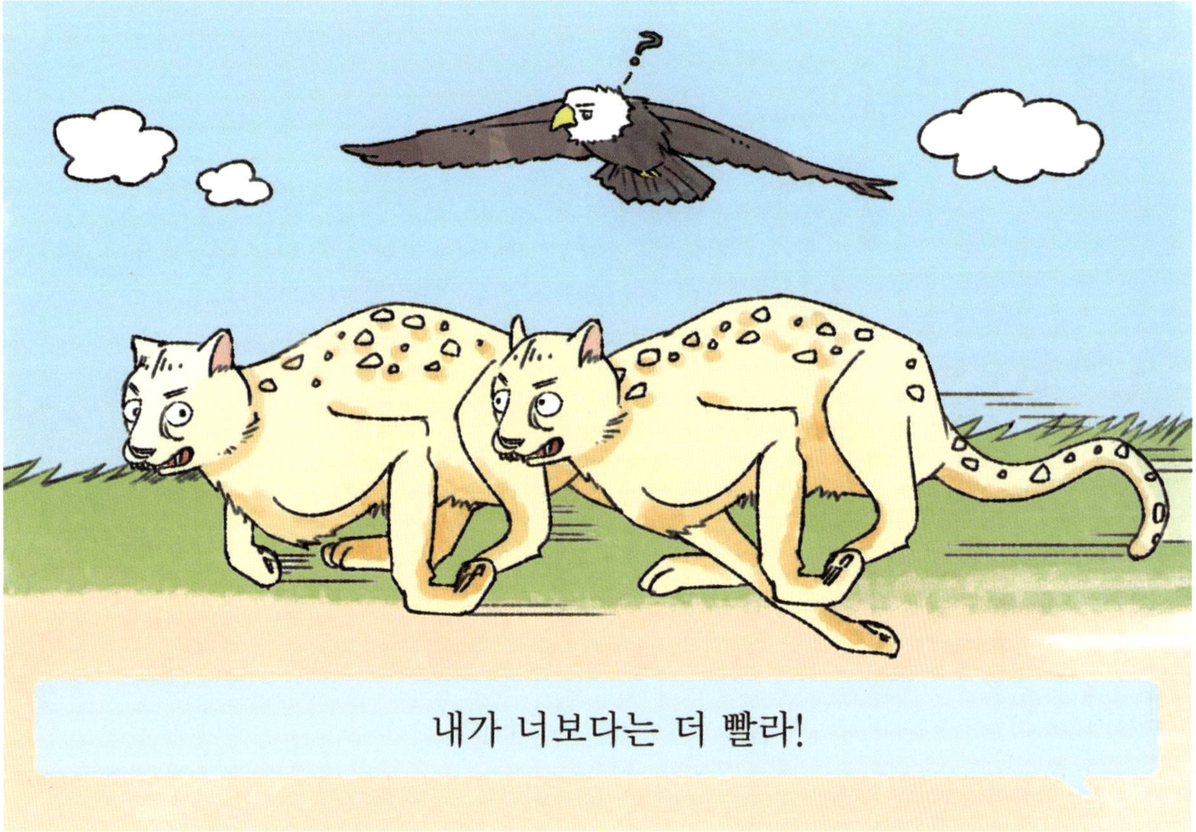


3. 테두리 선을 벗어나지 않도록 속담을 적어보세요.

뛰는 놈 위에 나는 놈 있다

뛰는 놈 위에 나는 놈 있다

뛰는 놈 위에 나는 놈 있다

뛰는 놈 위에 나는 놈 있다

뛰는 놈 위에 나는 놈 있다

년 월 일 요일 오늘 날씨

오늘 나의 기분을 체크하고 이유를 적어보세요. 기쁨 / 슬픔 / 편안함 / 불안함

이번 주에 있었던 기억에 남는 일을 한 가지 이상 떠올려보세요.

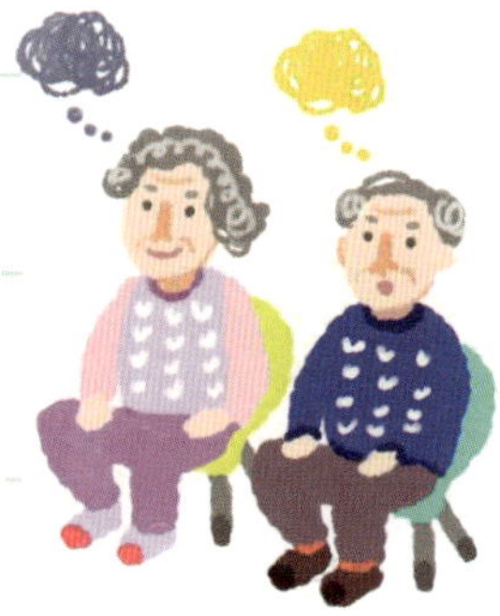

오늘 가장 많은 시간을 보낸 장소를 떠올려보세요.

오늘 제일 맛있었던 식사 메뉴를 떠올려보세요.

## 오늘 나의 하루를 정리해보세요

아침

점심

저녁

## 오늘의 일기

## 오늘 나의 건강 관리(색칠해주세요)

| | 부족 | | 충분 |
|---|---|---|---|
| 운동(걷기, 스트레칭 등) | | | |
| 먹거리(식이조절, 금주, 금연) | | | |
| 여가(사회활동, 취미생활) | | | |

내일 하고 싶은 것을 자유롭게 적어보세요.

# 2·6 판단력

오늘은 손톱발톱도 깎고 머리도 손질하고 깨끗하게 목욕도 하고 싶습니다. 아래의 그림카드 가운데서 말을 대신할 수 있는 것을 골라보세요.

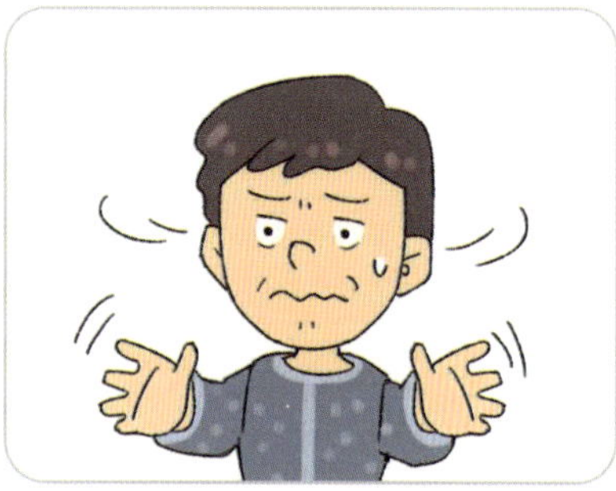

귀찮아 싫어

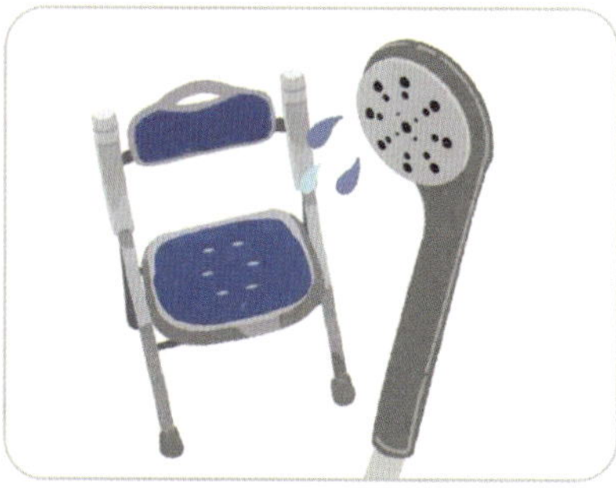

샤워, 목욕

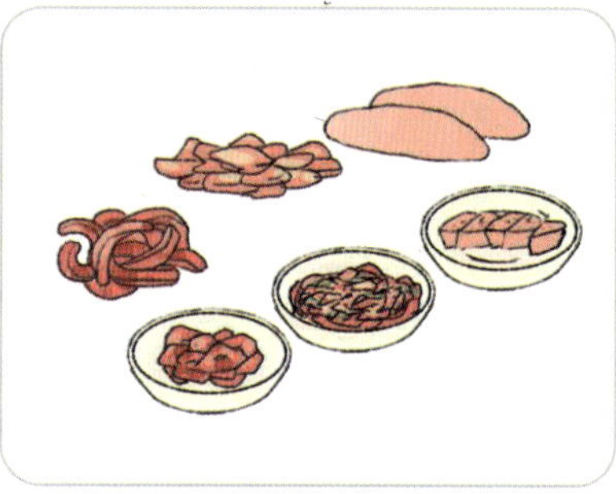

젓갈주세요.

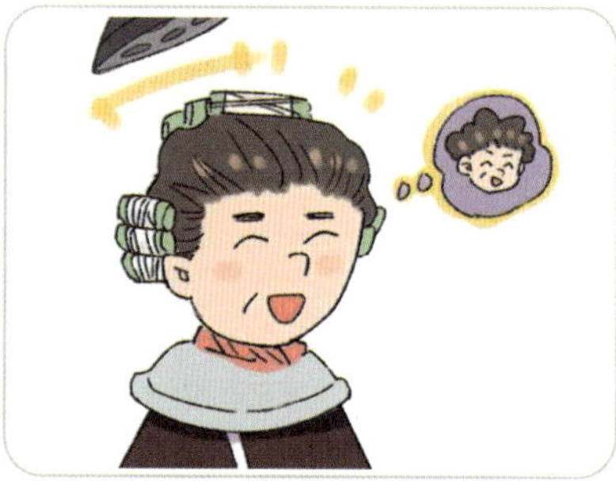

머리해주세요.

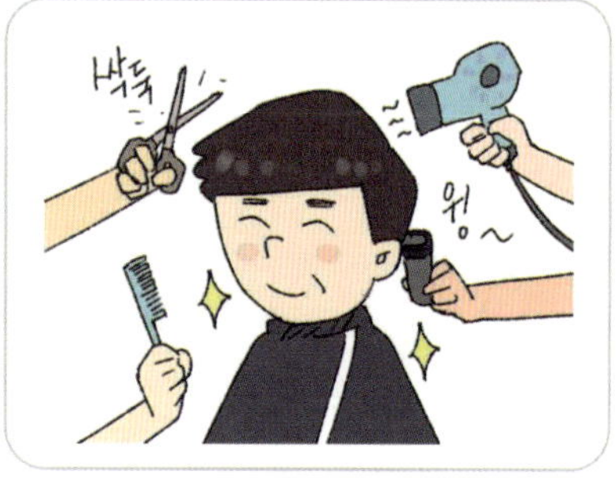


이발해주세요.

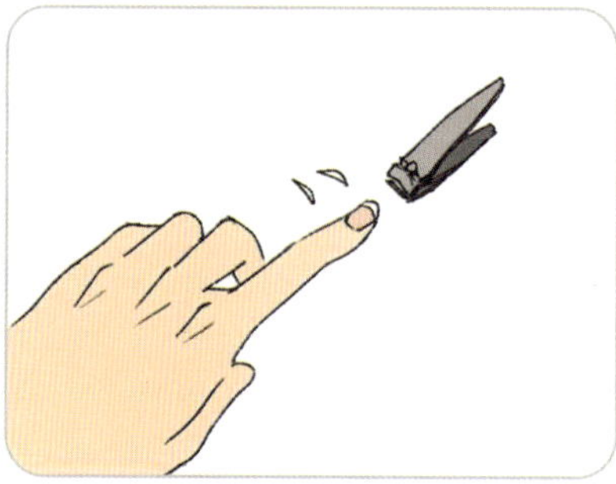

손톱 깎아주세요.

## 2·7 시공간력

같은 모양을 찾아 색칠해보세요.

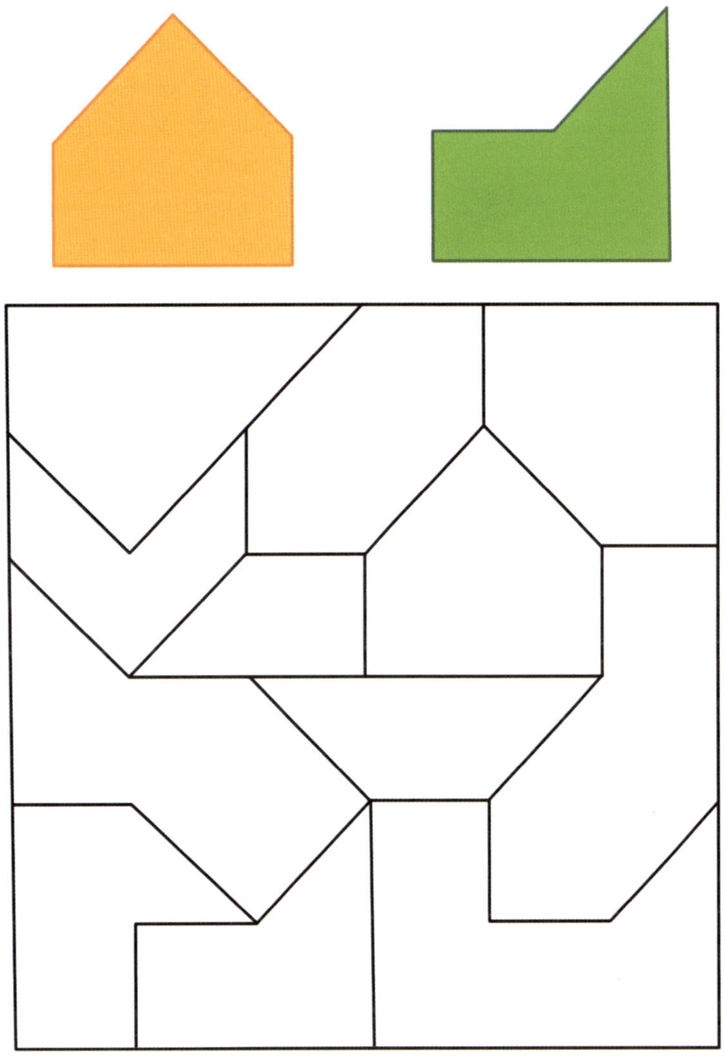

### 기억력

1. 앞의 25쪽을 펴고 동물그림을 10초간 보세요.
2. 각자 어제 저녁 식사에서 맛있게 먹은 음식을 10초간 생각해보세요.
3. 25쪽에서 본 동물의 이름을 적어보세요.

| ❶ | ❷ | ❸ |
|---|---|---|

## 2・8 계산능력

붉은 빛이 예쁜 사과 그림을 보고 질문에 답해주세요.

1. 왼쪽에 있는 사과가 몇 개인지 숫자를 적어보세요.

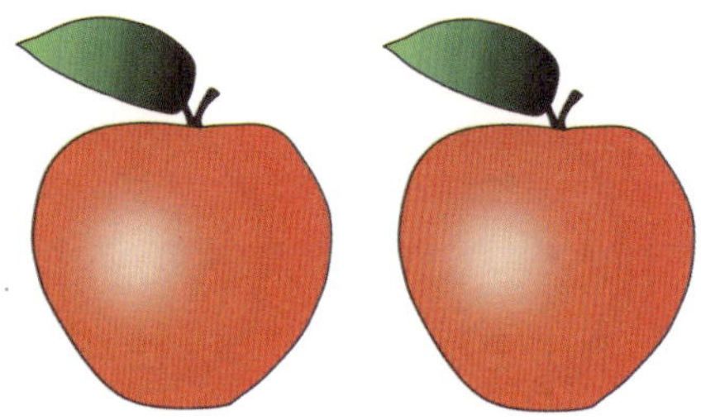

▶ ______________개

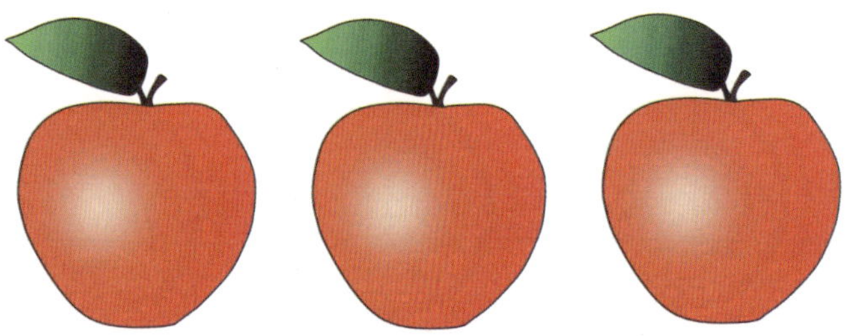

▶ ______________개

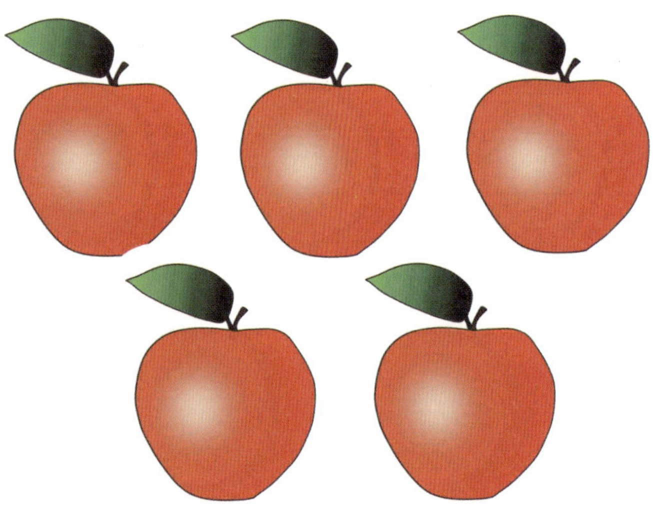

▶ ______________개

2. 모든 사과를 더한 숫자를 적어보세요?

▶ ______________개

## 2•9 활동능력

나무에는 무엇이 자라고 있는지, 나무 주위나 땅 밑, 하늘에는 무엇이 있는지 상상하면서 그림도 그리고 색칠도 해보세요.

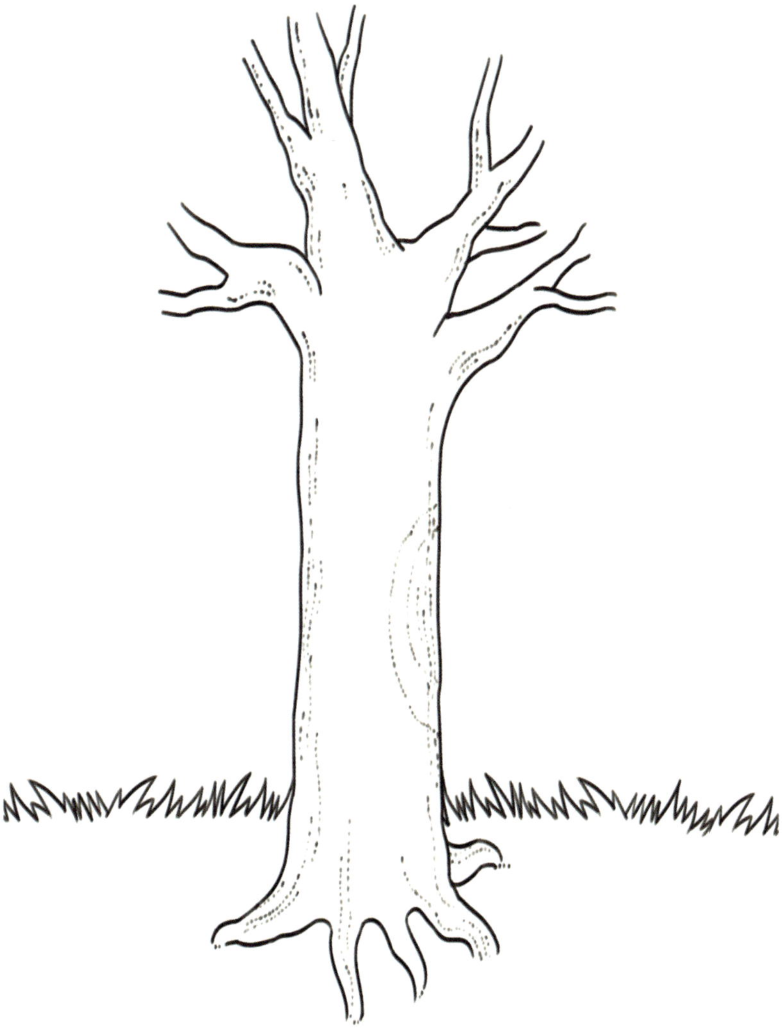

년 월 일 요일 오늘 날씨

오늘 나의 기분을 체크하고 이유를 적어보세요. 기쁨 / 슬픔 / 편안함 / 불안함

이번 주에 있었던 기억에 남는 일을 한 가지 이상 떠올려보세요.

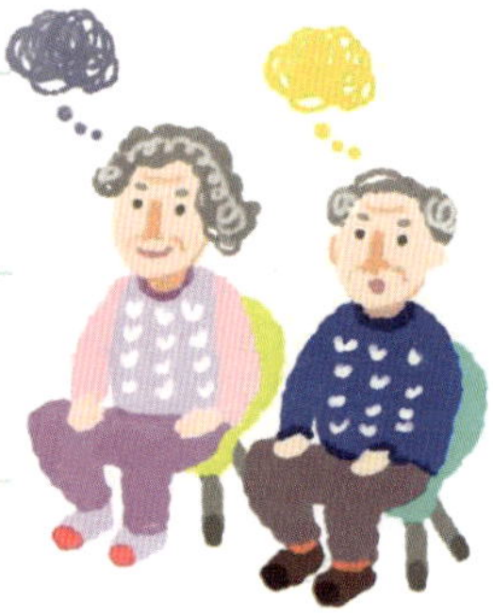

오늘 가장 많은 시간을 보낸 장소를 떠올려보세요.

오늘 제일 맛있었던 식사 메뉴를 떠올려보세요.

## 오늘 나의 하루를 정리해보세요

아침

점심

저녁

## 오늘의 일기

## 오늘 나의 건강 관리(색칠해주세요)

| | 부족 | | 충분 |
|---|---|---|---|
| 운동(걷기, 스트레칭 등) | | | |
| 먹거리(식이조절, 금주, 금연) | | | |
| 여가(사회활동, 취미생활) | | | |

내일 하고 싶은 것을 자유롭게 적어보세요.

# 3•1 지남력

지금 시간에 맞춰 시계바늘을 그려넣어보세요.

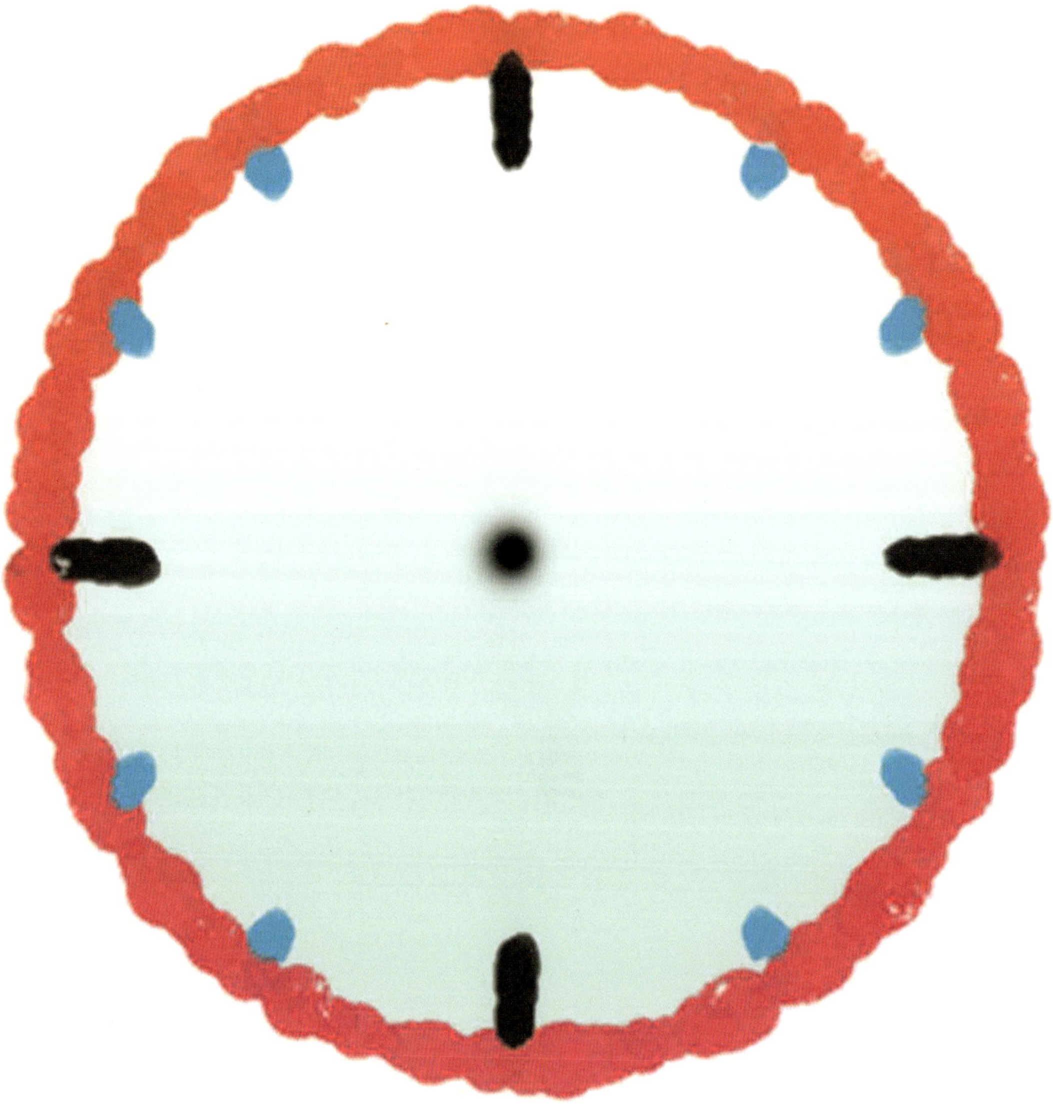

## 3·2 집중력

다음 미로찾기 그림의 입구에서 출발해 목적지인 출구까지 나오는 길을 잘 찾아보세요.

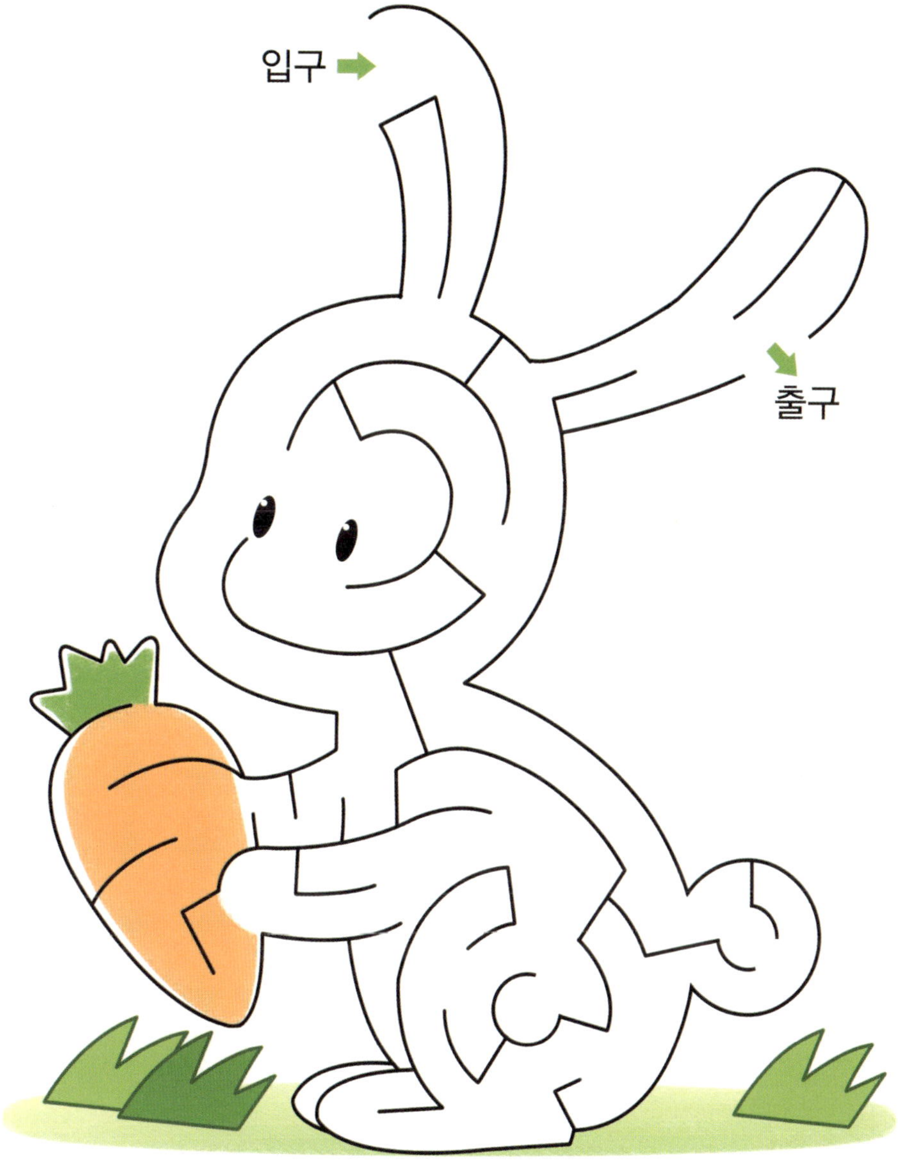


1. 이 동물의 이름은 무엇인가요?

2. 동물이 들고 있는 야채는 무엇인가요?

3. 미로찾기가 끝나면 그림에 색을 칠해보세요.

# 3·3 지각력

왼쪽에 있는 나비 그림과 같은 방향의 거북이 그림을 찾아보세요.

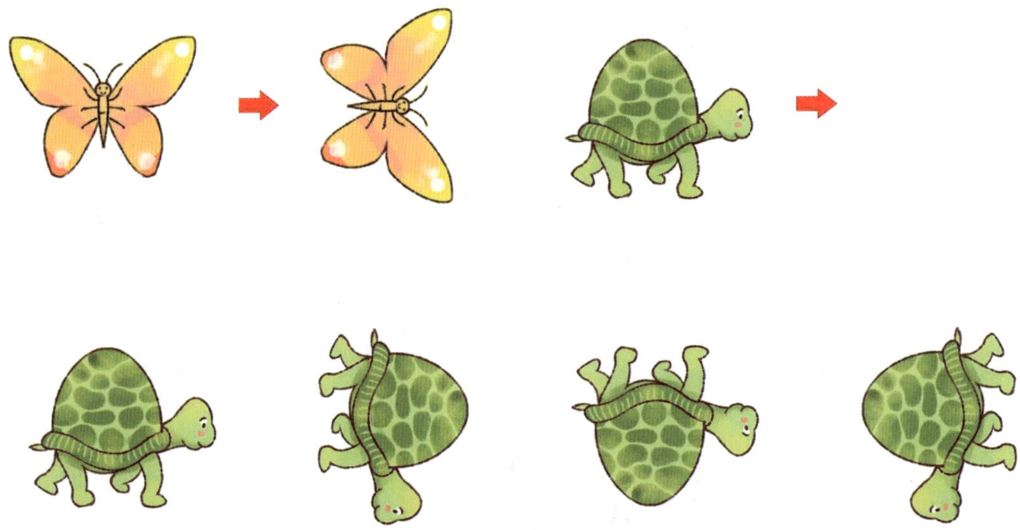

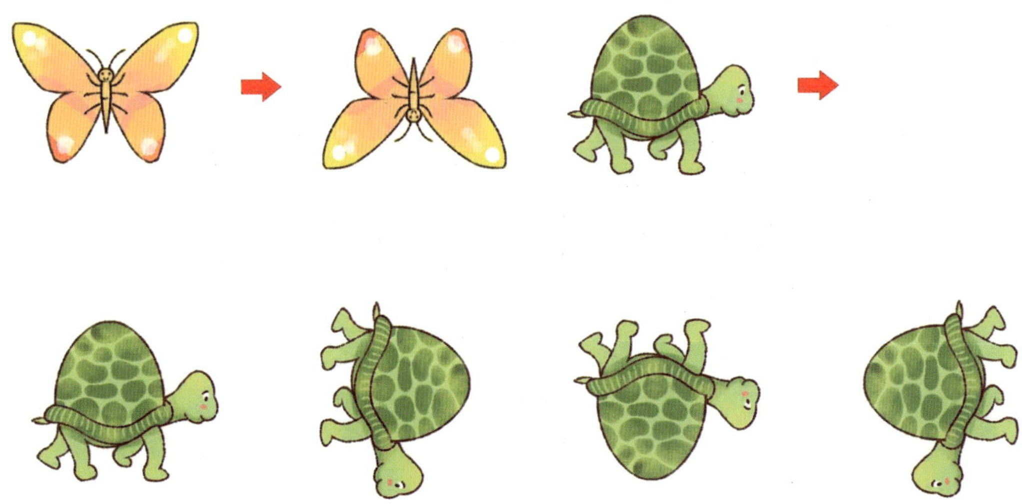

## 3·4 기억력

1. 다음 동물의 이름과 특징을 적어보세요.

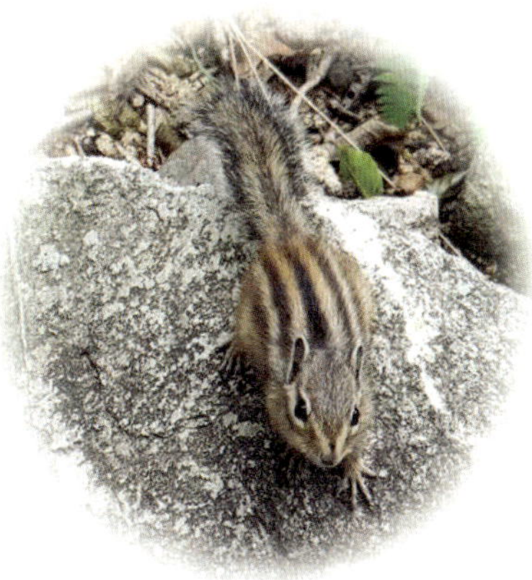

▶ 이름 :

▶ 특징 :

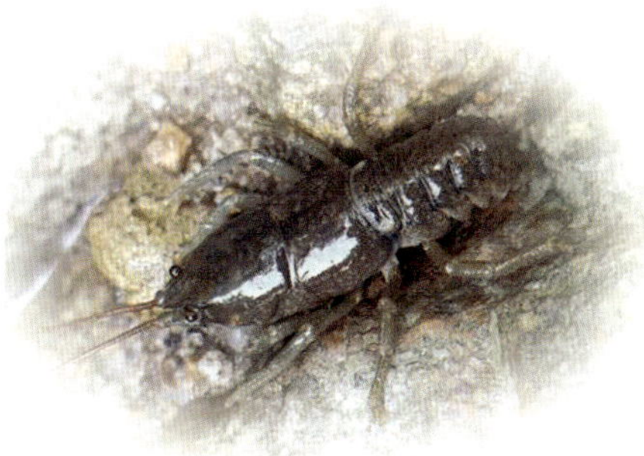

▶ 이름 :

▶ 특징 :

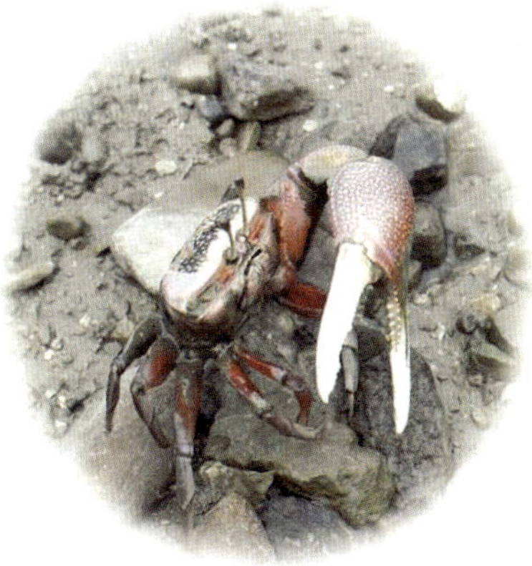

▶ 이름 :

▶ 특징 :

2. 활동지를 덮고 어떤 동물이 있었는지 말해보세요.

# 3•5 언어력

1. 왼쪽 낱말을 가지고 단어를 완성해보세요.

| | | | | |
|---|---|---|---|---|
| 라 | 리 | 나 | 우 | |
| 대 | 국 | 한 | 민 | |
| 도 | 상 | 남 | 경 | |
| 감 | 진 | 래 | 고 | |
| 어 | 전 | 국 | 사 | |
| 상 | 세 | 은 | 조 | |
| 비 | 목 | 구 | 이 | |

2. 다음 그림을 보고 어떤 속담 상황인지 말해보세요.

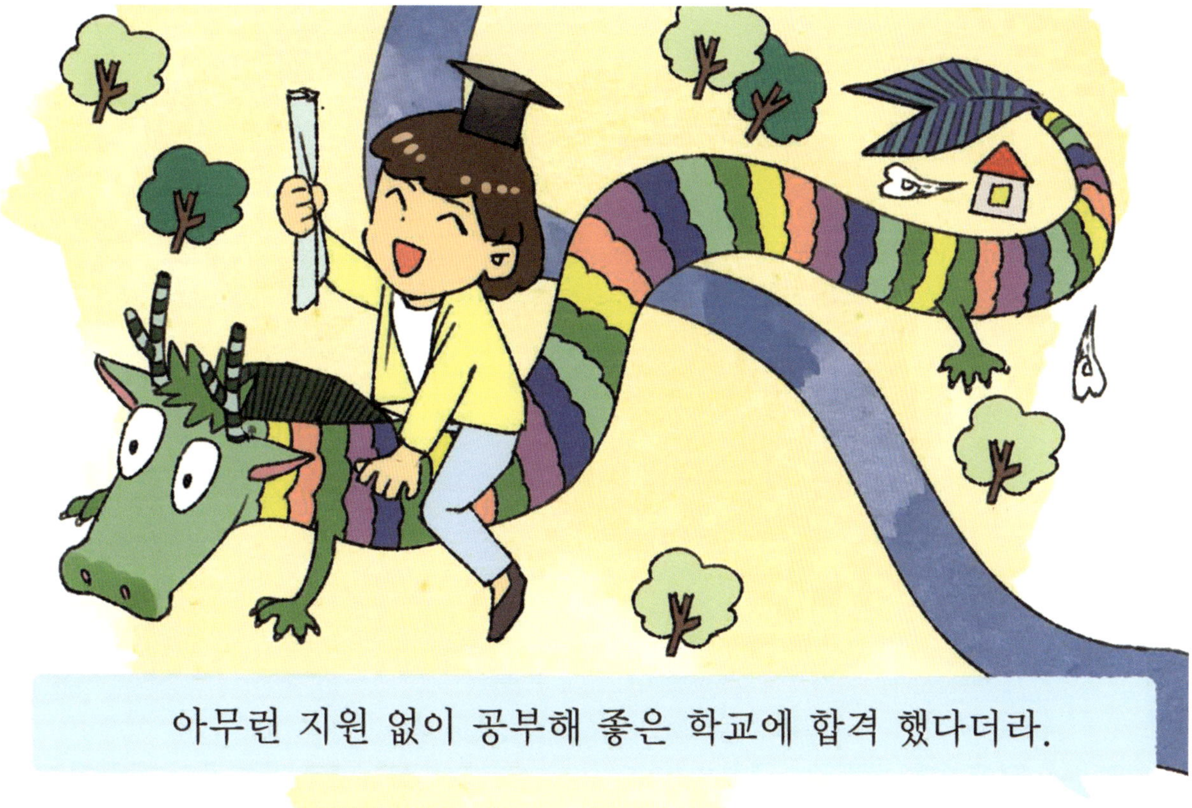
아무런 지원 없이 공부해 좋은 학교에 합격 했다더라.

3. 테두리 선을 벗어나지 않도록 속담을 적어보세요.

개천에서 용 난다

개천에서 용 난다

개천에서 용 난다

개천에서 용 난다

개천에서 용 난다

년 월 일 요일 오늘 날씨

오늘 나의 기분을 체크하고 이유를 적어보세요. 기쁨 / 슬픔 / 편안함 / 불안함

이번 주에 있었던 기억에 남는 일을 한 가지 이상 떠올려보세요.

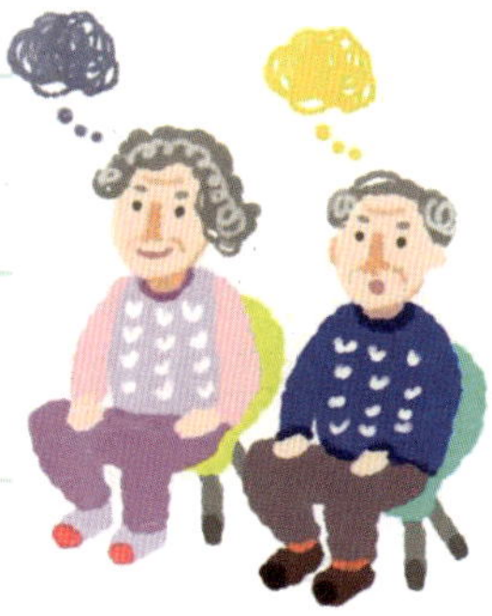

오늘 가장 많은 시간을 보낸 장소를 떠올려보세요.

오늘 제일 맛있었던 식사 메뉴를 떠올려보세요.

## 오늘 나의 하루를 정리해보세요

아침

점심

저녁

## 오늘의 일기

## 오늘 나의 건강 관리(색칠해주세요)

| | 부족 | | 충분 |
|---|---|---|---|
| 운동(걷기, 스트레칭 등) | | | |
| 먹거리(식이조절, 금주, 금연) | | | |
| 여가(사회활동, 취미생활) | | | |

내일 하고 싶은 것을 자유롭게 적어보세요.

# 3·6 판단력

다음 그림을 보고 어디에 사용하는지 적어보세요.

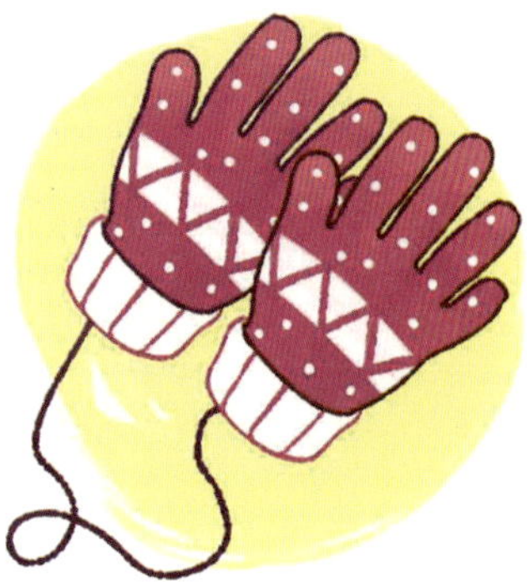

▶ 이름 :

▶ 용도 :

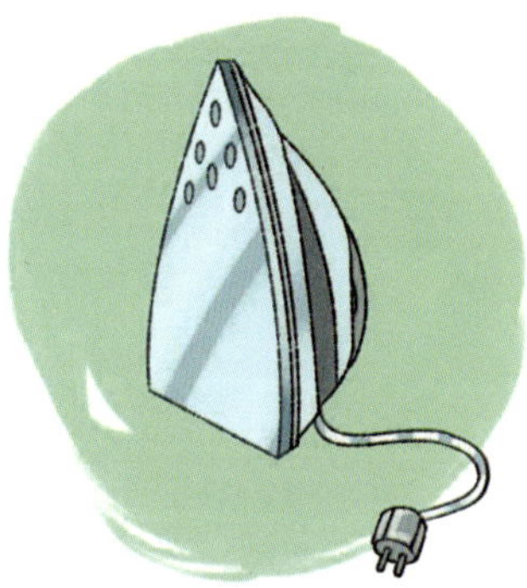

▶ 이름 :

▶ 용도 :

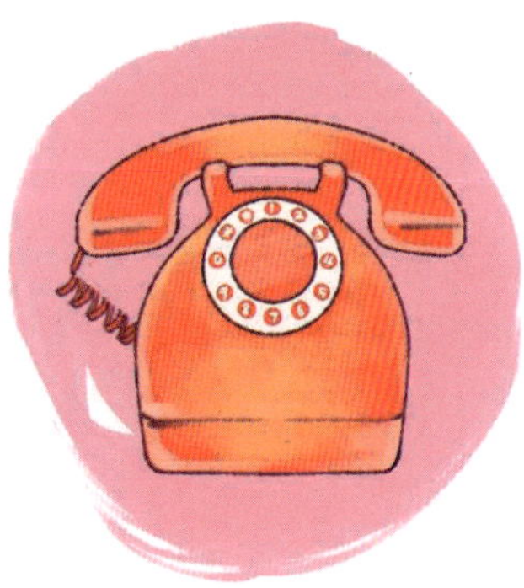

▶ 이름 :

▶ 용도 :

## 3·7 시공간력

여러 모양의 도형으로 기차를 만들었는데 같은 도형이 몇 개가 들어갔는지 세어보세요.

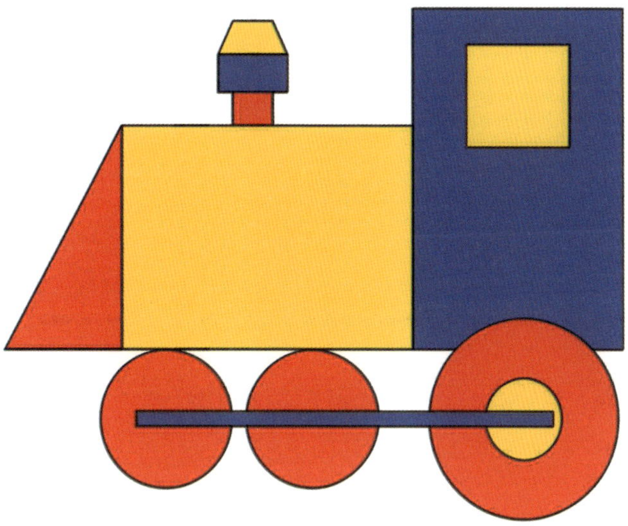

| | |
|---|---|
| 동그라미 | 개 |
| 네 모 | 개 |
| 세 모 | 개 |
| 사다리꼴 | 개 |

기억력

1. 앞의 39쪽을 펴고 사진을 10초간 보세요,
2. 각자 어제 저녁식사에서 맛있게 먹은 음식을 10초간 생각해보세요.
3. 39쪽에서 본 동물의 이름을 적어보세요.

❶ ❷ ❸

# 3·8 계산능력

다음 질문을 잘 읽어보고 거리와 길이를 계산해보세요.

1. 게이트볼의 공이 굴러간 거리가 얼마인가요? ▶ ____________

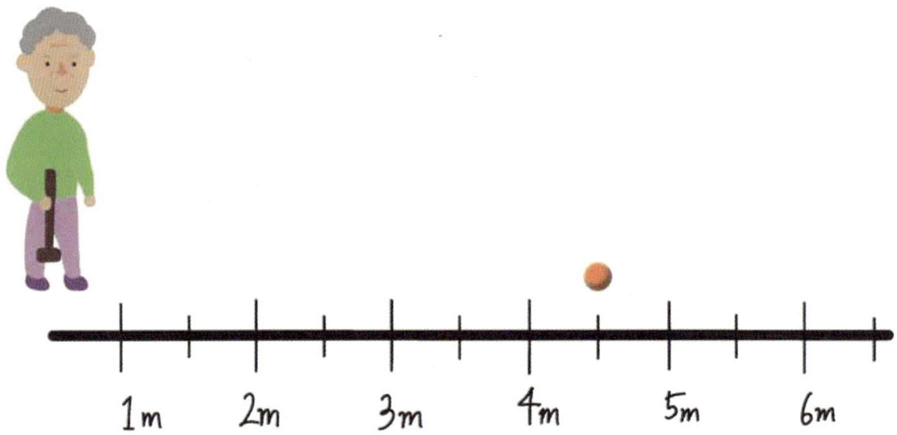


2. 바게트 빵의 크기는 얼마인가요? ▶ ____________

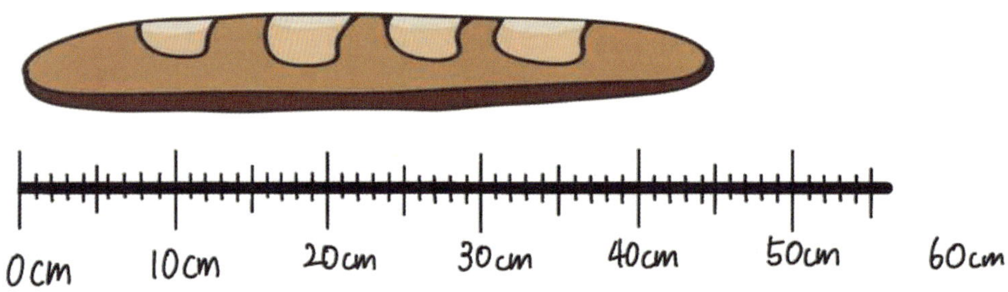


3. 한 걸음에 50cm씩 걸어갈 때 6m를 가려면 모두 몇 걸음을 걸어야 하나요?

▶ ____________

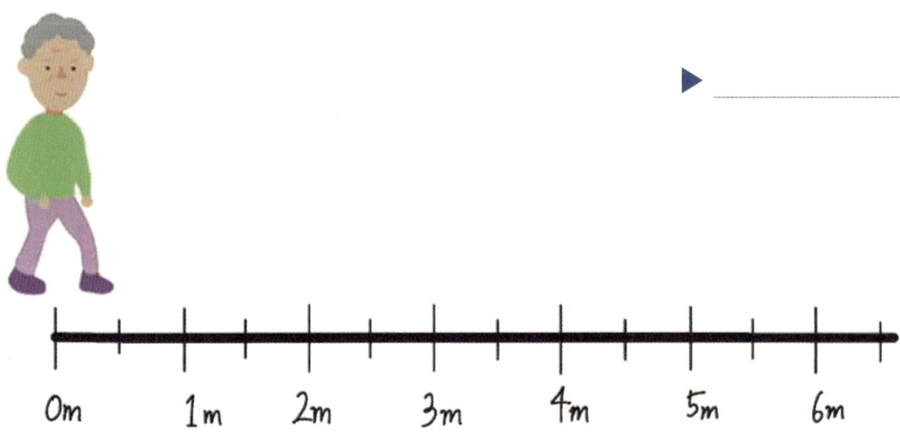

## 3·9 활동능력

1. 유치원에 다니는 손자와 손녀에게 선생님이 무엇을 가르치는 속담그림입니다. 그림을 보고 상황에 맞는 속담을 빈칸에 적은 후 그림에 색을 칠해보세요.

□ □□ □□□□ □□□

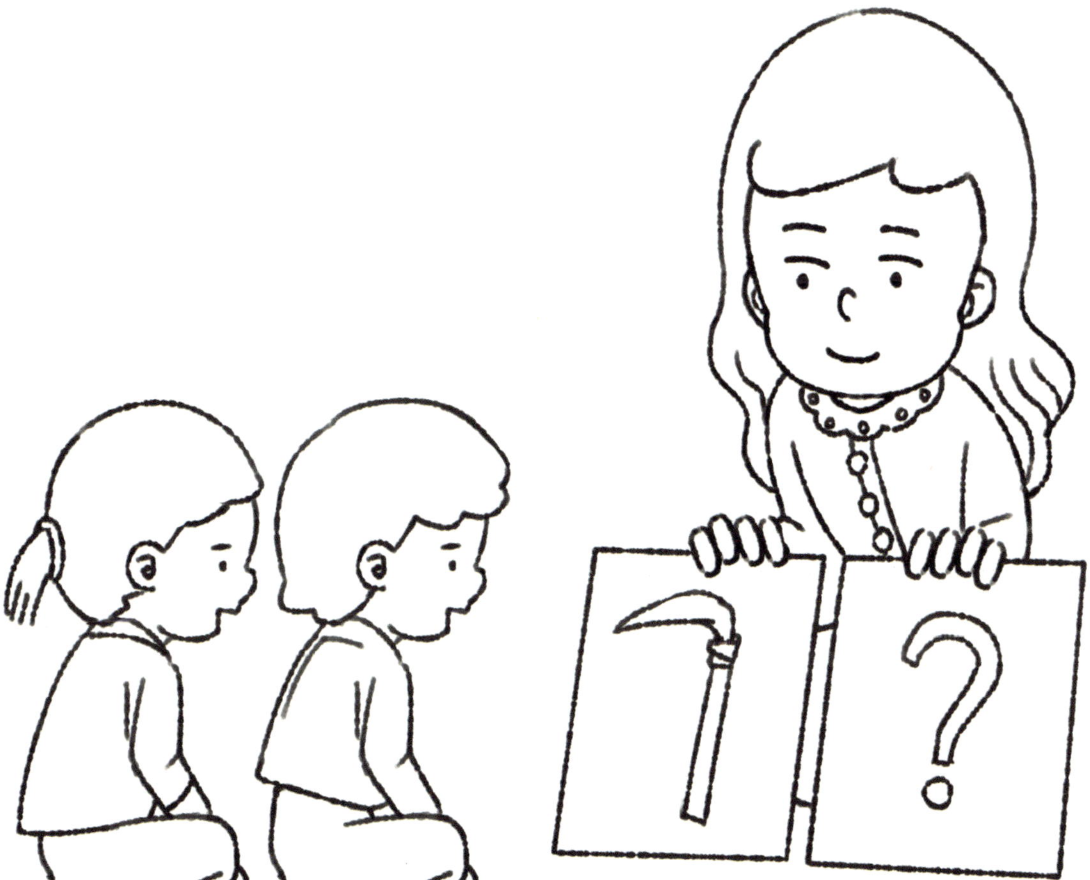

2. 기억 속에 비슷한 상황이 있었다면 이야기를 해보세요.

년 월 일 요일 오늘 날씨

오늘 나의 기분을 체크하고 이유를 적어보세요. 기쁨 / 슬픔 / 편안함 / 불안함

이번 주에 있었던 기억에 남는 일을 한 가지 이상 떠올려보세요.

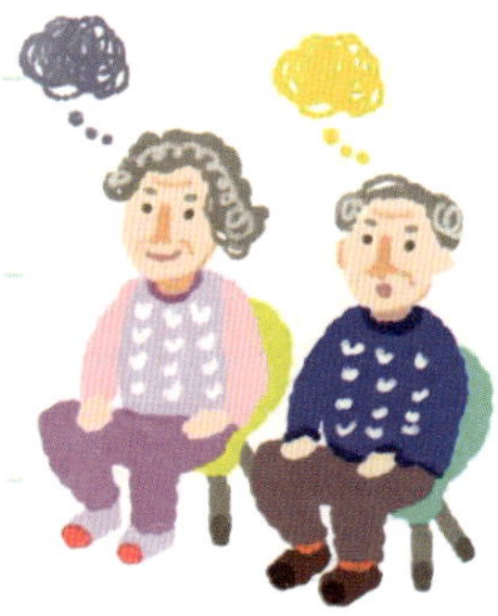

오늘 가장 많은 시간을 보낸 장소를 떠올려보세요.

오늘 제일 맛있었던 식사 메뉴를 떠올려보세요.

## 오늘 나의 하루를 정리해보세요

아침

점심

저녁

## 오늘의 일기

## 오늘 나의 건강 관리(색칠해주세요)

| | 부족 | | 충분 |
|---|---|---|---|
| 운동(걷기, 스트레칭 등) | | | |
| 먹거리(식이조절, 금주, 금연) | | | |
| 여가(사회활동, 취미생활) | | | |

내일 하고 싶은 것을 자유롭게 적어보세요.

# 4•1 지남력

집으로 돌아갈 때 이용하는 다양한 교통수단들입니다. 질문에 답해보세요.

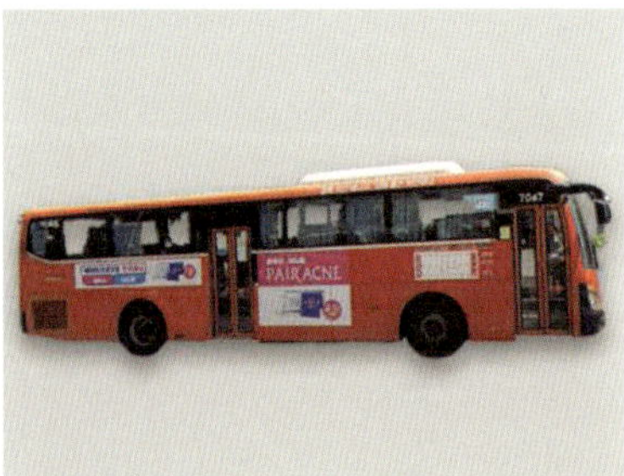
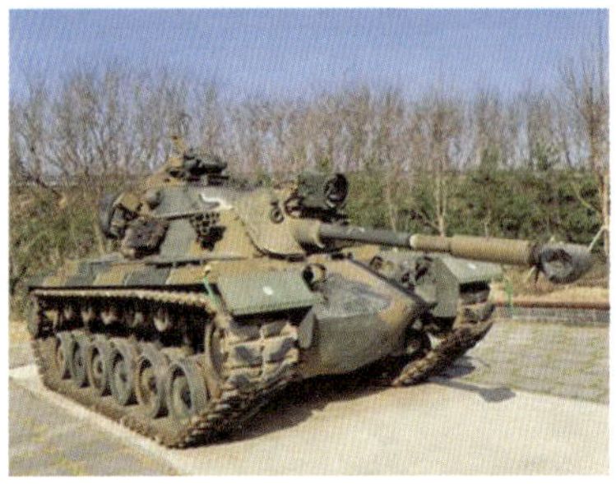
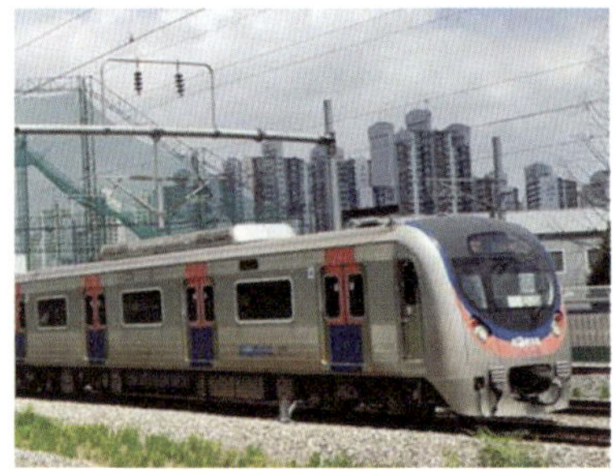
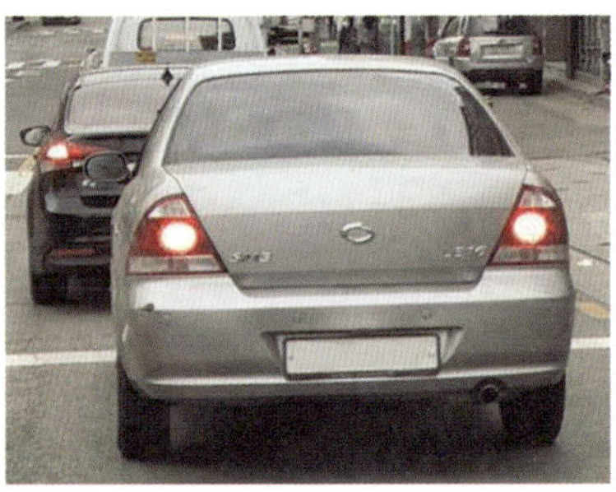
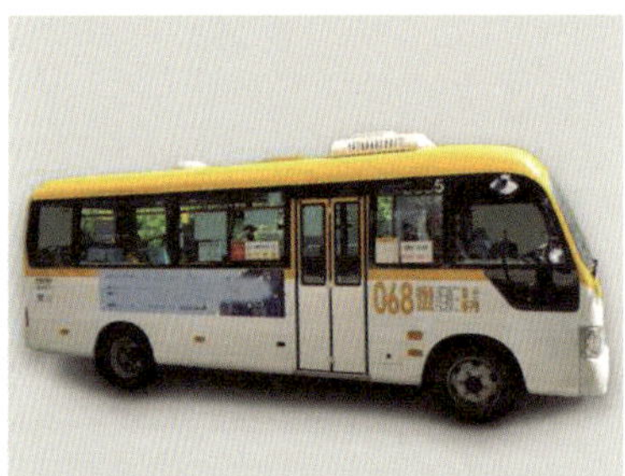
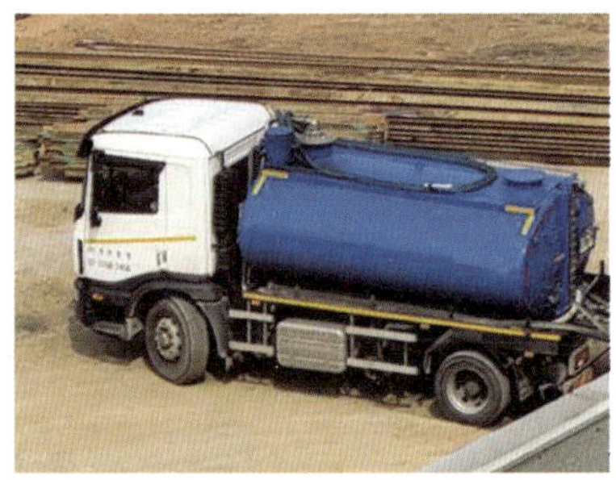
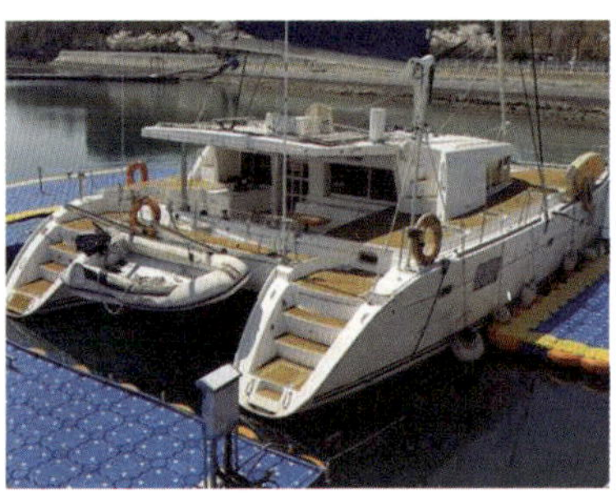
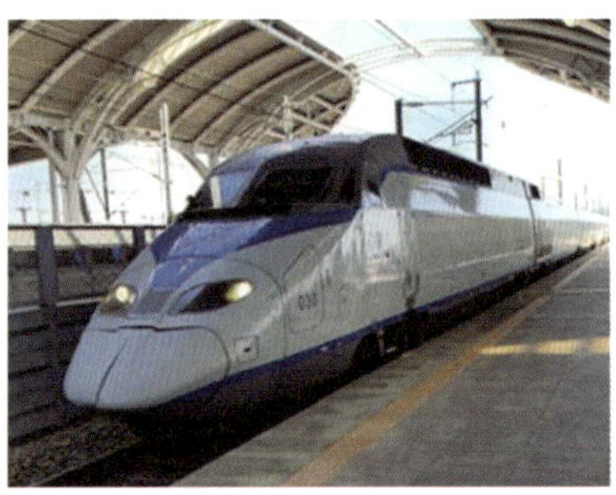
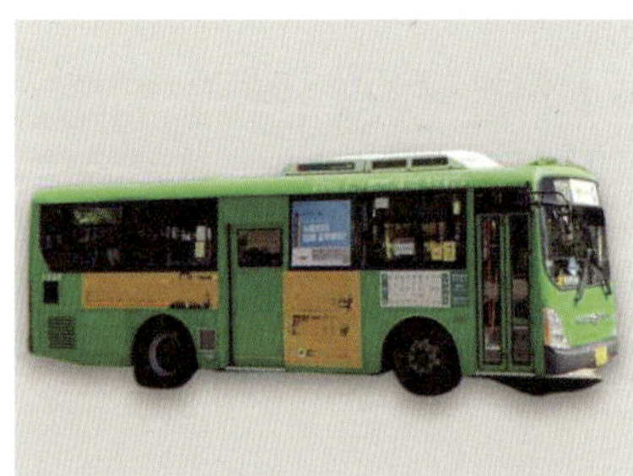

1. 교통수단 중에서 노랑색 마을버스와 전철을 찾아보세요.

2. 정해진 구간만 다니는 교통수단을 모두 찾아보세요.

3. 서울에서 부산을 갈 때 이용할 수 있는 교통수단을 찾아보세요.

## 4•2 집중력

1. 왼쪽 시계의 분침을 가운데 빈칸에 몇 분인지 적어주세요.
2. 가운데 표기된 시간을 왼쪽 시계에 시침을 그려넣으세요.
3. 왼쪽과 가운데 표기된 시간을 오른쪽 전자시계에 색을 칠해보세요.

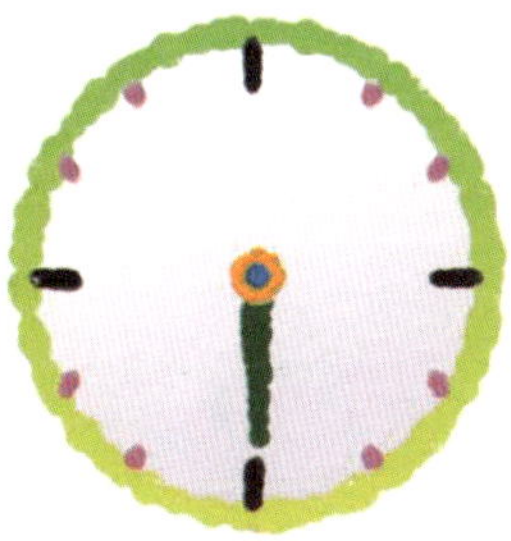

▶ 6시 ______분

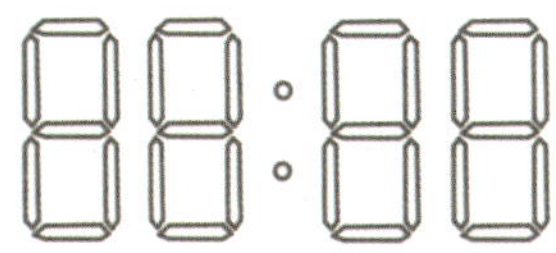

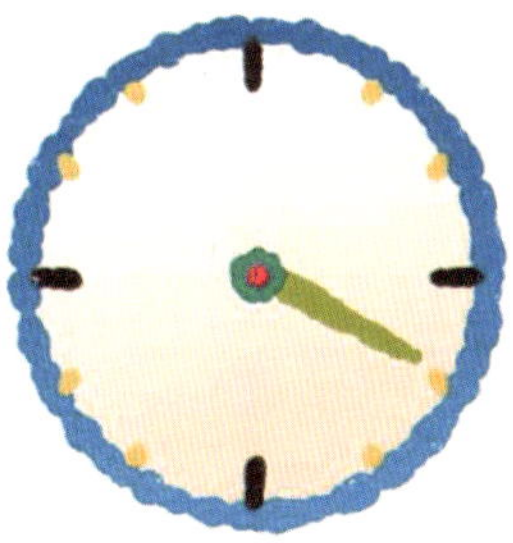

▶ 12시 ______분

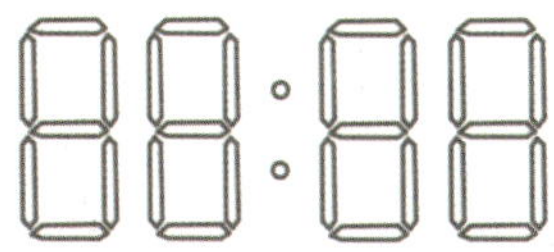

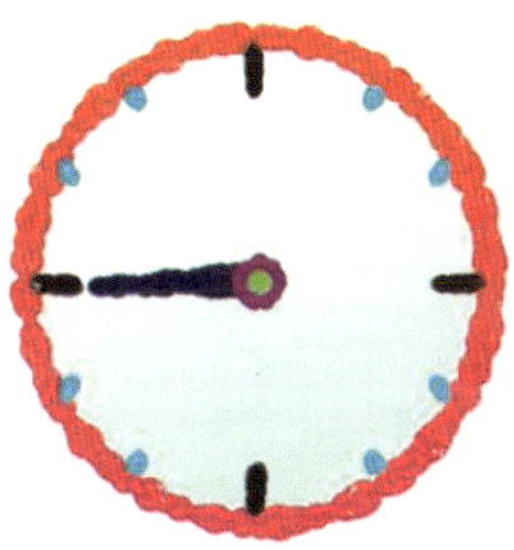

▶ 4시 ______분

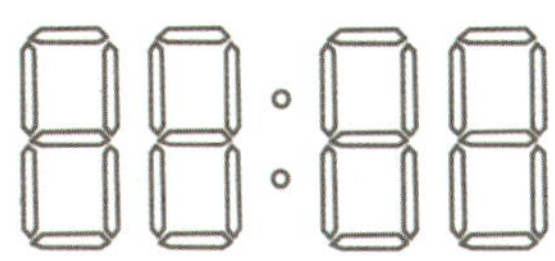

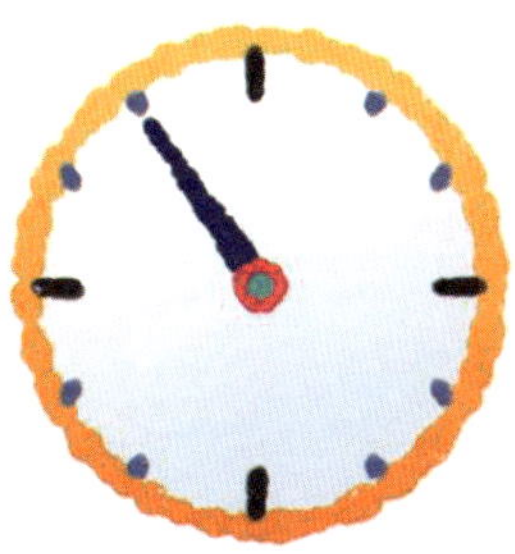

▶ 8시 ______분

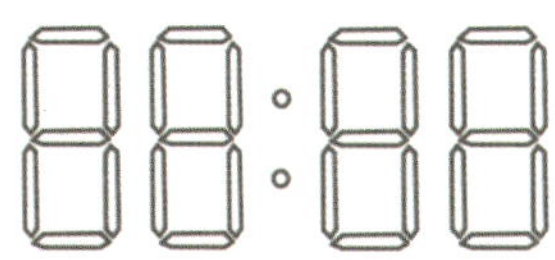

## 4•3 지각력

만다라 점선 따라 그리기입니다.

1. 왼쪽 그림과 대칭이 되도록 점선을 이어보세요.
2. 완성 후 색을 칠해보세요.

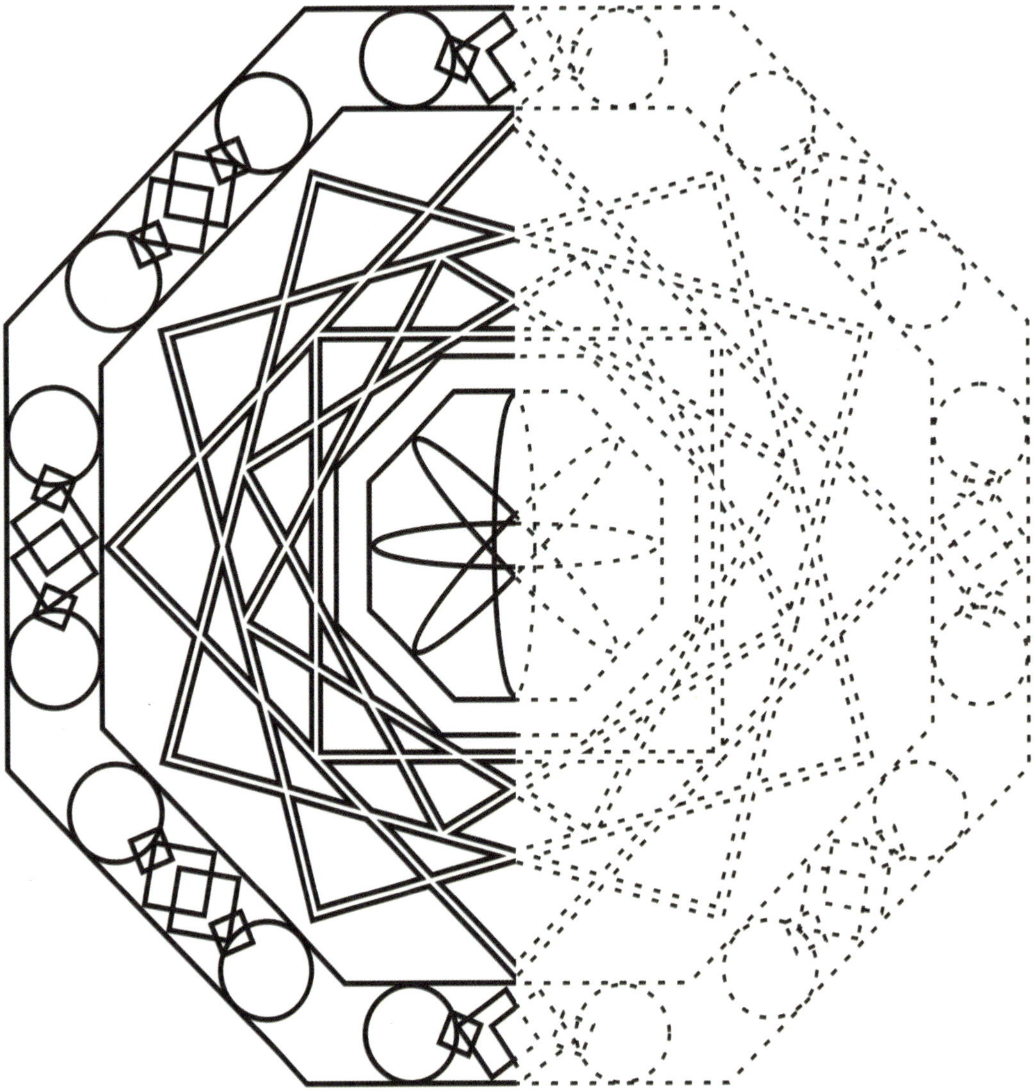

## 4·4 기억력

1. 과일의 이름을 적어보세요.

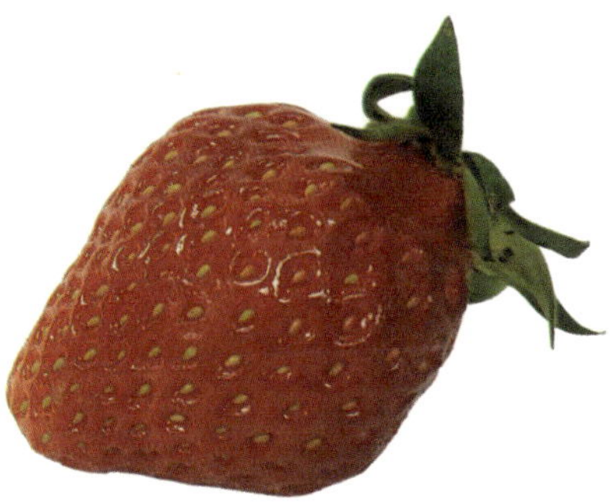

(　　　　　　)

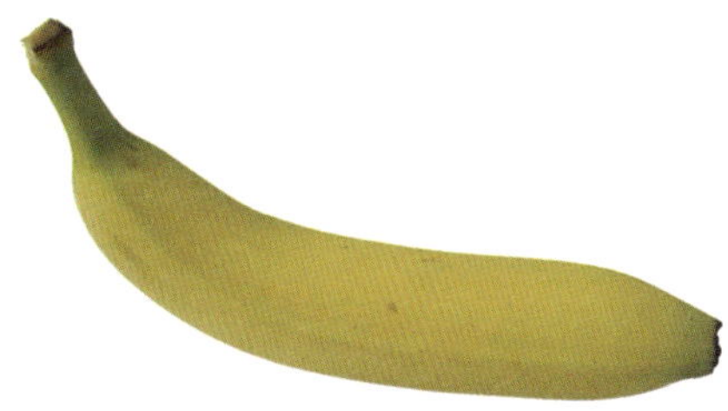

(　　　　　　)

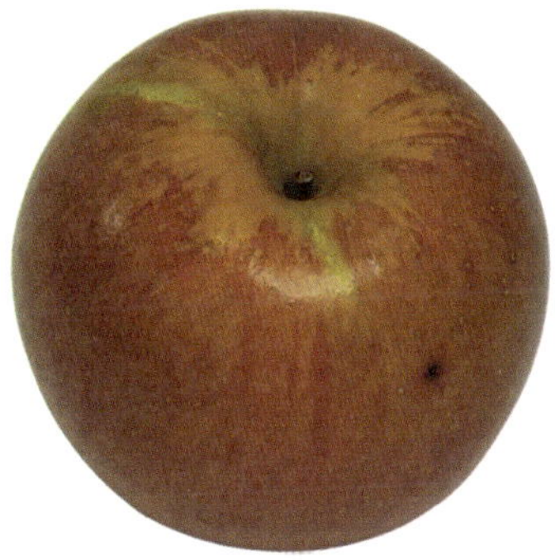

(　　　　　　)

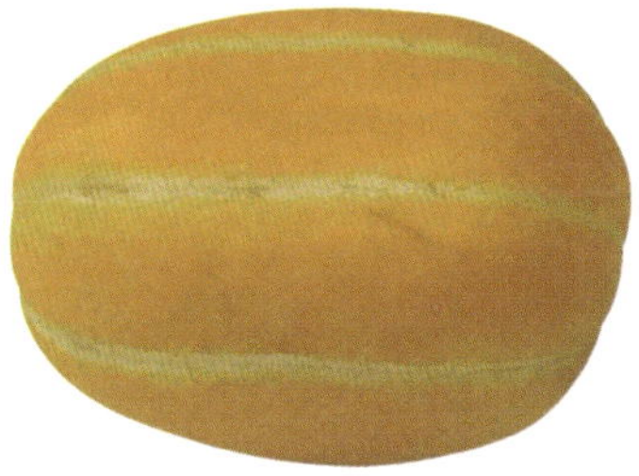

(　　　　　　)

2. 활동지를 덮고 어떤 과일이 있었는지 말해보세요.

## 4•5 언어력

1. 다음 주워진 글자를 가지고 단어를 만들어보세요.

| ㅇ | ㅜ | ㅣ | ㄹ | ㅏ | ㄴ | ㅏ | ㄹ |
|---|---|---|---|---|---|---|---|
| | | | | | | | |

| ㅓ | ㅅ | ㅜ | ㄹ | ㅇ | ㅅ | ㅣ | ㅊ | ㅇ | ㅓ |
|---|---|---|---|---|---|---|---|---|---|
| | | | | | | | | | |

| ㄴ | ㅗ | ㅣ | ㅇ | ㄴ | ㄷ | ㅐ | ㄱ | ㅏ | ㅎ |
|---|---|---|---|---|---|---|---|---|---|
| | | | | | | | | | |

| ㄱ | ㄱ | ㅜ | ㅕ | ㅇ | ㄱ | ㅏ | ㅁ | ㅡ | ㄹ | ㅇ |
|---|---|---|---|---|---|---|---|---|---|---|
| | | | | | | | | | | |

| ㅐ | ㅂ | ㅏ | ㅅ | ㅗ | ㄱ | ㅏ | ㅐ | ㄷ | ㅜ | ㅊ |
|---|---|---|---|---|---|---|---|---|---|---|
| | | | | | | | | | | |

2. 다음 그림을 보고 어떤 속담 상황인지 이야기해보세요.

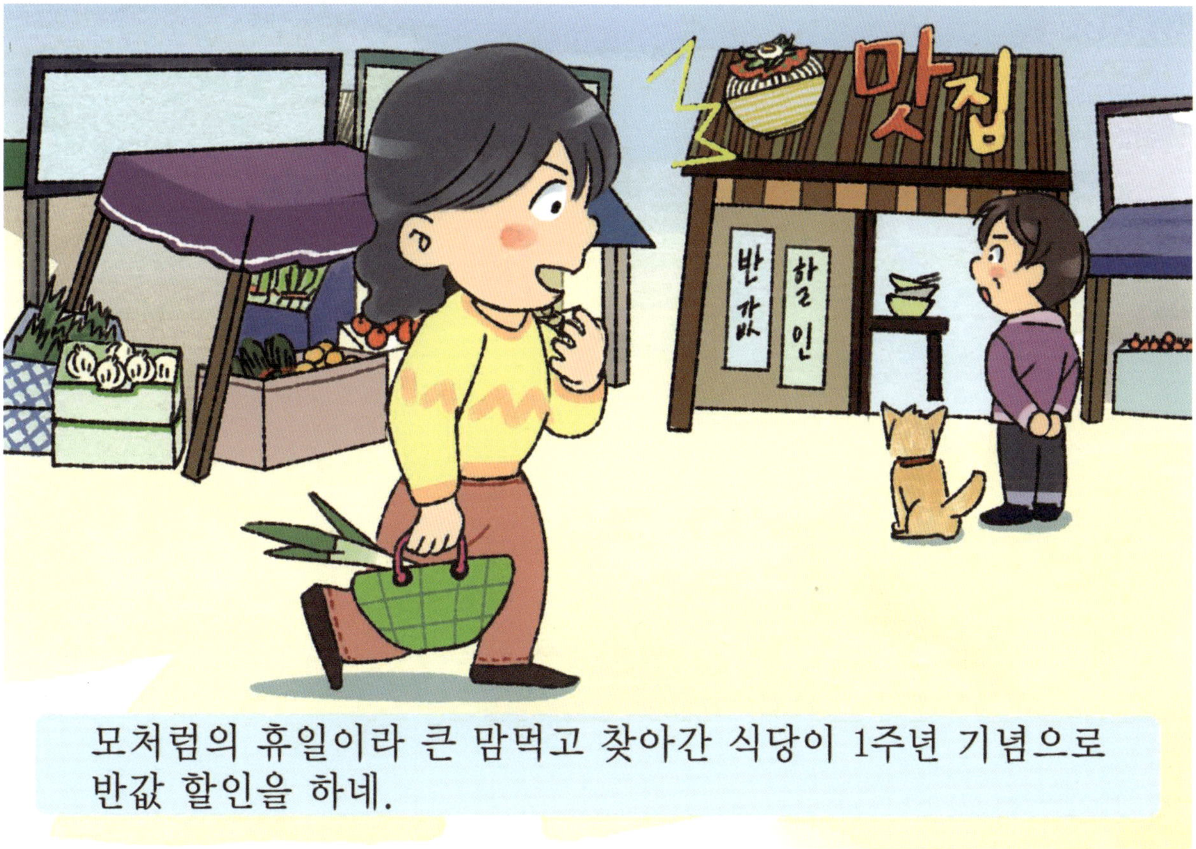
맛집
반값
할인
모처럼의 휴일이라 큰 맘먹고 찾아간 식당이 1주년 기념으로 반값 할인을 하네.

3. 테두리 선을 벗어나지 않도록 속담을 적어보세요.

가는 날이 장날이다

가는 날이 장날이다

가는 날이 장날이다

가는 날이 장날이다

가는 날이 장날이다

년 월 일 요일 오늘 날씨

오늘 나의 기분을 체크하고 이유를 적어보세요. 기쁨 / 슬픔 / 편안함 / 불안함

이번 주에 있었던 기억에 남는 일을 한 가지 이상 떠올려보세요.

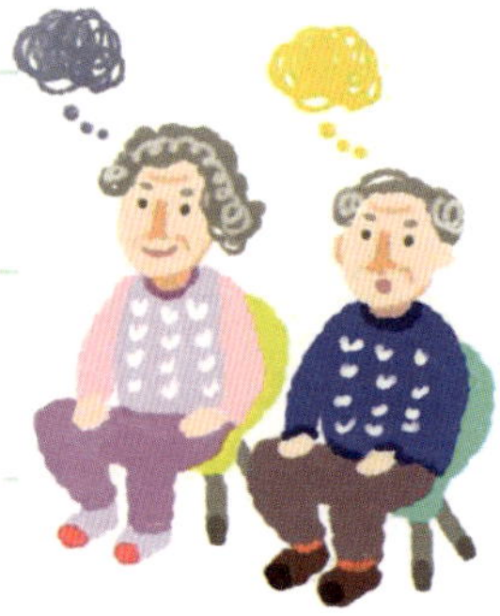

오늘 가장 많은 시간을 보낸 장소를 떠올려보세요.

오늘 제일 맛있었던 식사 메뉴를 떠올려보세요.

## 오늘 나의 하루를 정리해보세요

아침

점심

저녁

## 오늘의 일기

## 오늘 나의 건강 관리(색칠해주세요)

| | 부족 | | 충분 |
|---|---|---|---|
| 운동(걷기, 스트레칭 등) | | | |
| 먹거리(식이조절, 금주, 금연) | | | |
| 여가(사회활동, 취미생활) | | | |

내일 하고 싶은 것을 자유롭게 적어보세요.

## 4·6 판단력

말할 수 없을 정도로 몹시 아파서 "내가 지금 많이 아프니 병원에 가거나 약이 필요해요."라는 의사표현을 대신할 수 있는 그림카드를 찾아보세요.

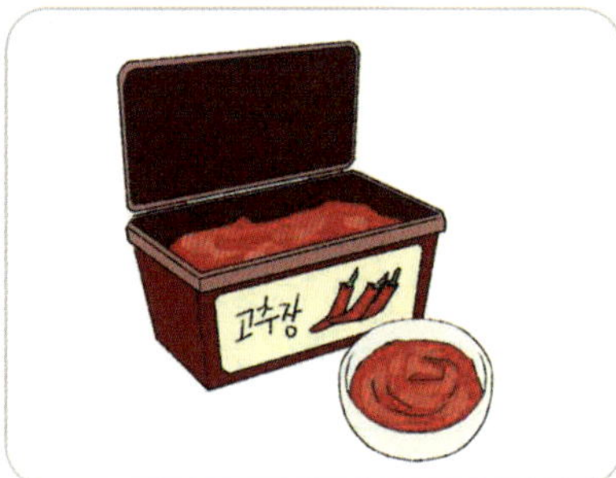


고추장 주세요.

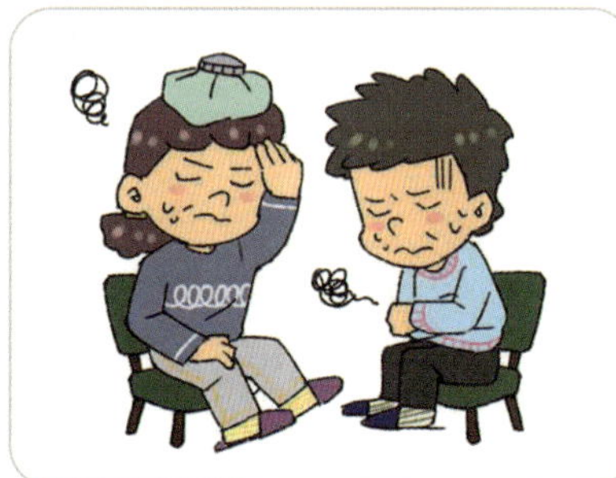

많이 아파요.

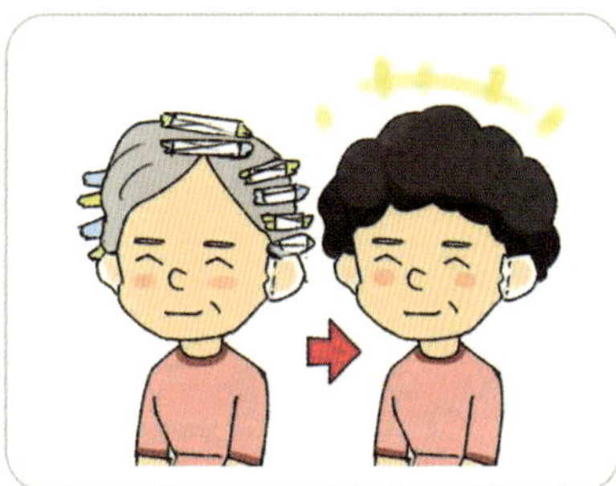

염색해주세요.

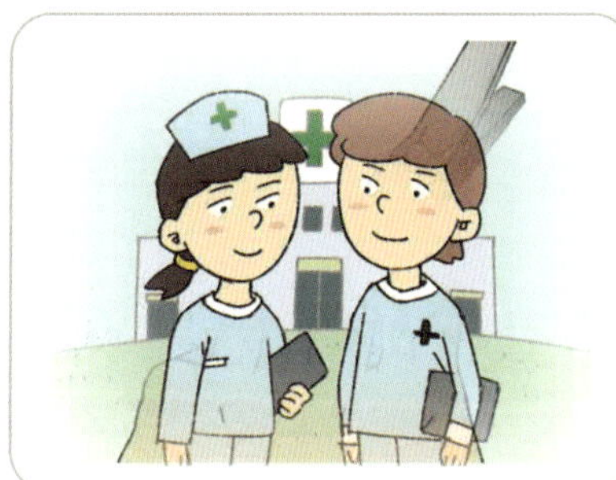

간호사선생님 불러주세요.

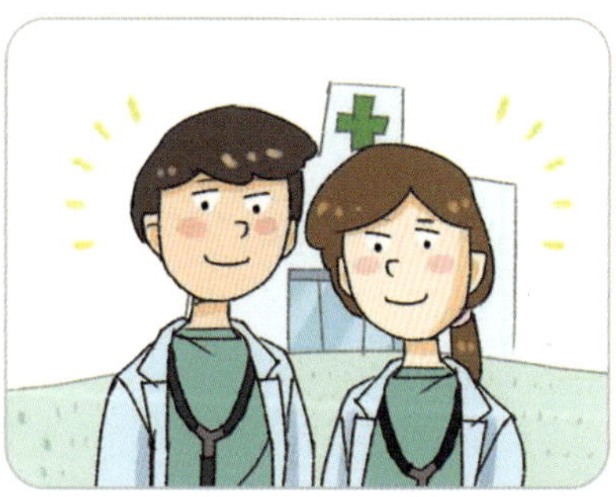

의사선생님 불러주세요.

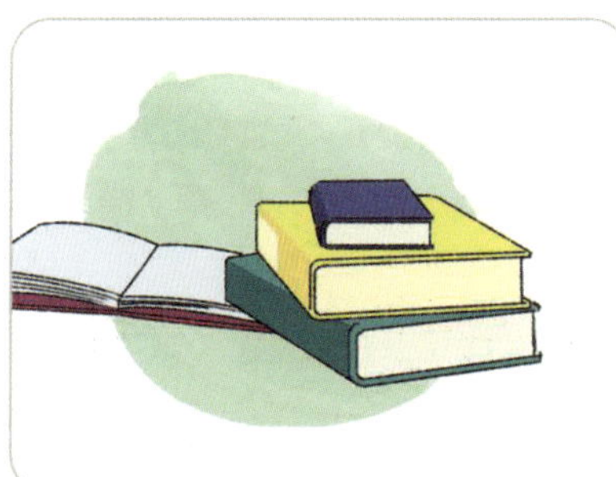

책을 읽고 싶어요.

## 4 • 7 시공간력

1. 왼쪽 그림과 대칭이 되도록 오른쪽에도 그려보세요.
2. 아래쪽에도 대칭이 되도록 그려보세요.
3. 그림이 완성되면 색을 칠해보세요.

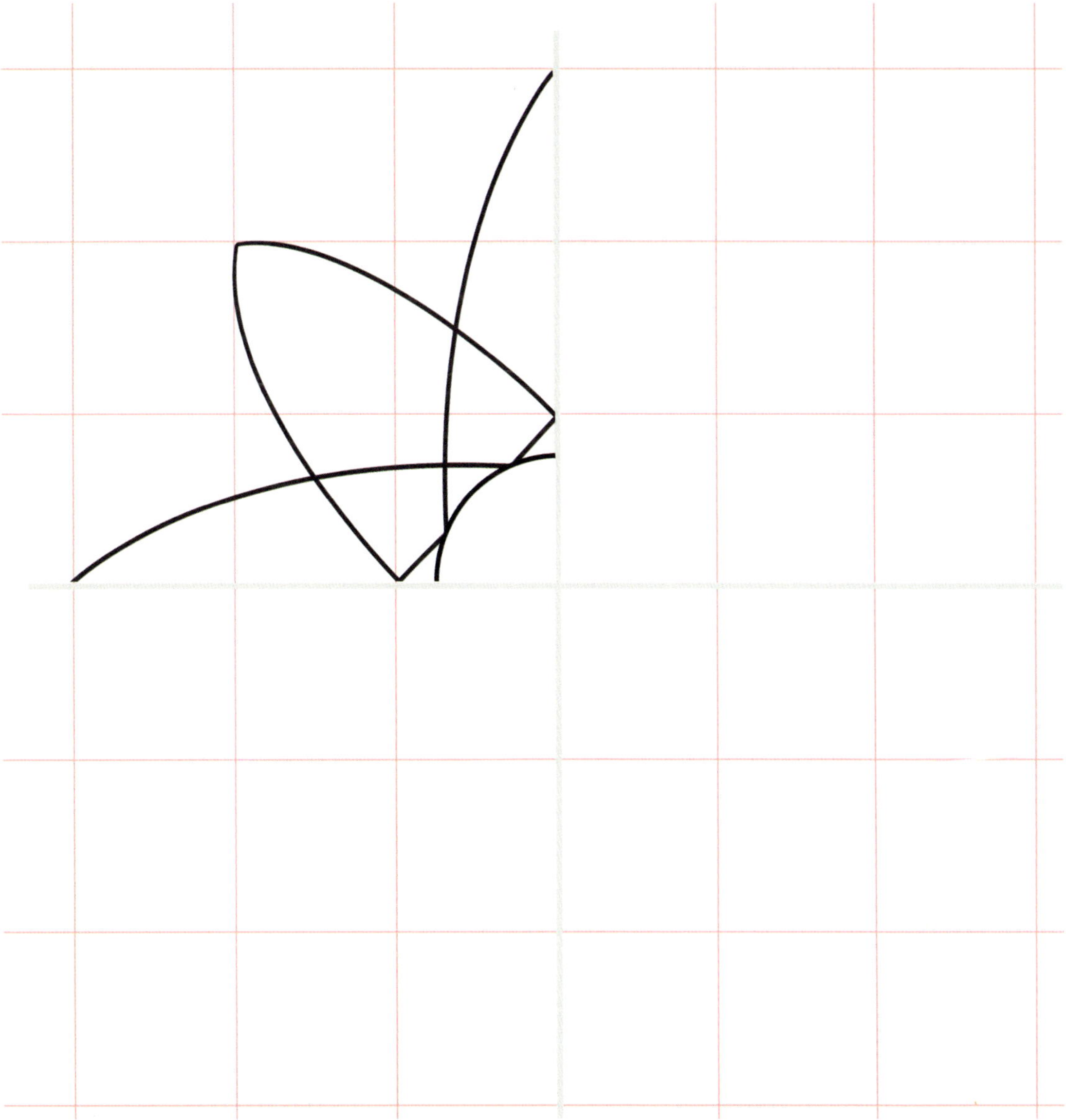

## 4•8 계산능력

마을 앞에 크고 작은 밭이 많이 있습니다.
밭 안의 수를 계산해서 아래의 숫자 색에 맞춰 색을 칠해보세요.

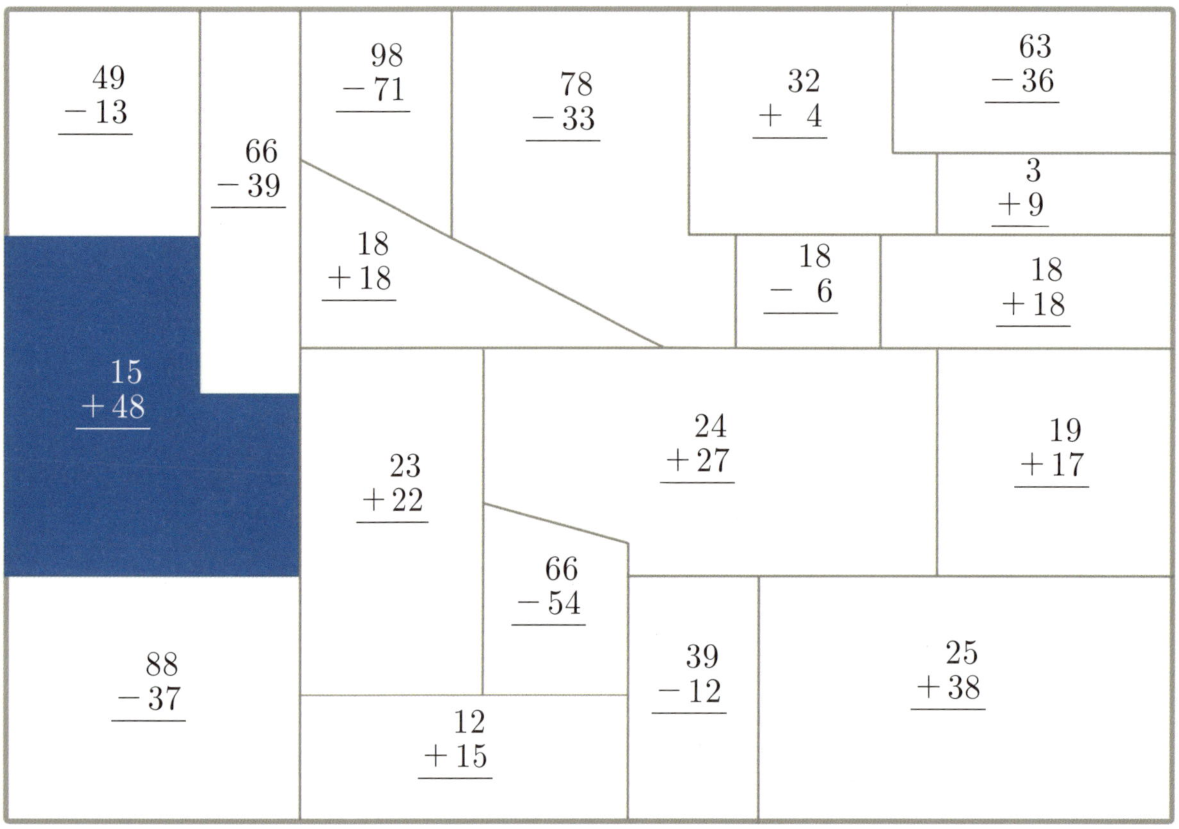


12 초록색　　27 빨강색　　36 보라색

45 회색　　51 노랑색　　63 파랑색

## 4·9 활동능력

다음 화투그림에 색을 칠해보세요.

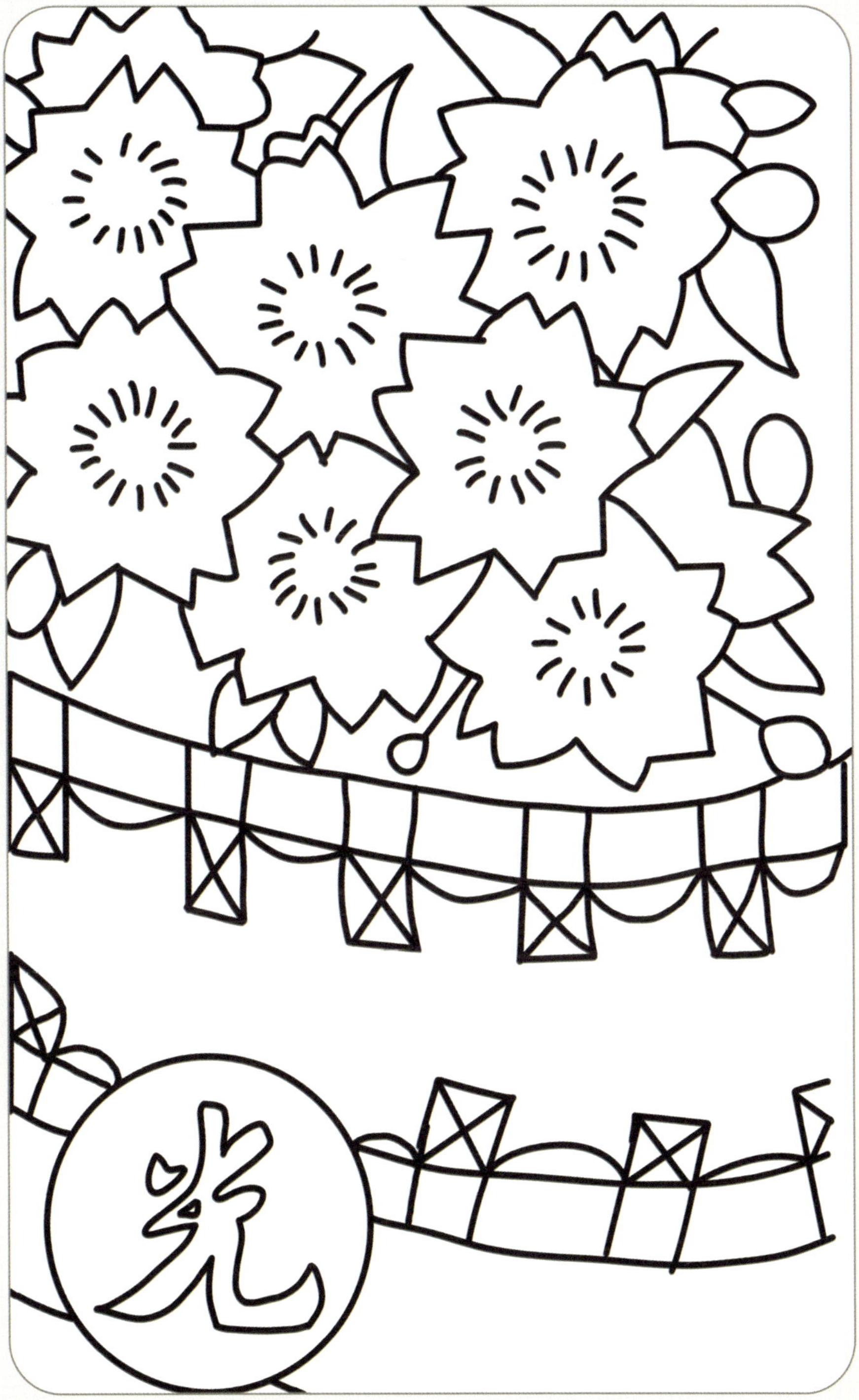

년 월 일 요일 오늘 날씨

오늘 나의 기분을 체크하고 이유를 적어보세요. 기쁨 / 슬픔 / 편안함 / 불안함

이번 주에 있었던 기억에 남는 일을 한 가지 이상 떠올려보세요.

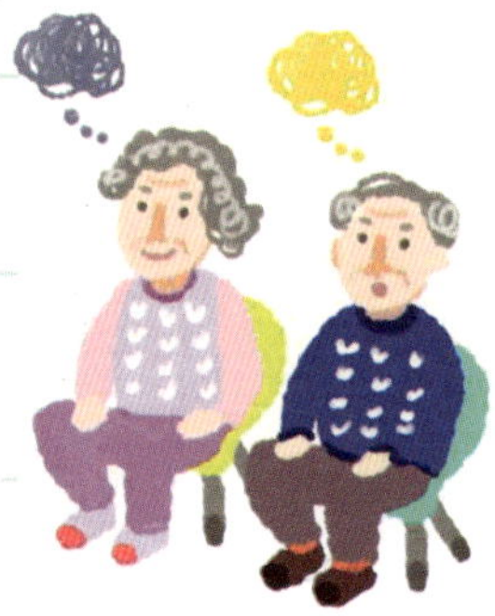

오늘 가장 많은 시간을 보낸 장소를 떠올려보세요.

오늘 제일 맛있었던 식사 메뉴를 떠올려보세요.

## 오늘 나의 하루를 정리해보세요

아침

점심

저녁

## 오늘의 일기

## 오늘 나의 건강 관리(색칠해주세요)

| | 부족 | | 충분 |
|---|---|---|---|
| 운동(걷기, 스트레칭 등) | | | |
| 먹거리(식이조절, 금주, 금연) | | | |
| 여가(사회활동, 취미생활) | | | |

내일 하고 싶은 것을 자유롭게 적어보세요.

## 저자소개

### 장일상

(사)행복나눔연구소 대표
100세건강연구소 소장
이혈건강심리상담협회 회장
(사)국제명상치유센터 이사

### 임효림

한국교육경영아카데미(주) 대표
코스모평생교육원 원장
나우인터넷신문
원더풀문화예술협동조합 이사
하이서울라이온스클럽 회장

인지활동 프로그램⑤

인지력 향상을 위한
# 뇌건강 활동지 ❶

2022년 5월 15일 1판 1쇄 인쇄
2022년 5월 21일 1판 1쇄 발행

저자 장일상·임효림
그림 최윤정
펴낸이 조재성
펴낸곳 서현사

등록 2002년 8월 14일 제03-01392호
주소 경기도 고양시 일산동구 중앙로 1055번지 레이크하임 206호
전화 031-919-6643
팩스 031-912-6643

ISBN 979-11-88986-45-3 94510
979-11-88986-29-3(세트)

정가 6,000원